Sigrid Nesterenko

Die richtige Ernährung bei Polymyalgia Rheumatica

Rezepte zur entzündungshemmenden Ernährungsweise

ersa Verlag

Die richtige Ernährung bei Polymyalgia Rheumatica
Rezepte zur entzündungshemmenden Ernährungsweise
Sigrid Nesterenko
ISBN 978-3-944523-03-3
1.Ausgabe 2013
www.ersa-Verlag.de

Sprachregelung:
Zur Vereinfachung beim Schreiben und Lesen wird immer die männliche Form
verwendet: der Patient, der Arzt usw. Dieser Artikel dient als allgemeiner Gattungs-
begriff und schließt weibliche Personen automatisch mit ein.

Hinweise für die Leser:
Alle Angaben in diesem Buch wurden nach bestem Wissen und mit größter Sorgfalt
erstellt. Die Angaben und Empfehlungen erfolgen ohne Verpflichtung oder Garantie der Autorin. Sie und der Verlag übernehmen keine Verantwortung und Haftung
für Personen-, Sach- und Vermögensschäden aus der Anwendung der hier erteilten
Ratschläge, insbesondere auch bezüglich der Mengenangaben und dem Gelingen
der jeweiligen Rezepte. Dieses Buch hat nicht die Absicht und erhebt nicht den
Anspruch, eine ärztliche Behandlung zu ersetzen. Ausdrücklich wird empfohlen,
eine medizinische Diagnose vom Therapeuten einzuholen und eine entsprechende
Therapiebegleitung durchzuführen. Einige der vorgestellten Maßnahmen weichen
von der gängigen medizinischen Lehrmeinung ab, und resultieren aus der Erfah-
rungsheilkunde. Es wird ausdrücklich darauf hingewiesen, dass mit diesem Buch
keine erfüllbaren Hoffnungen geweckt werden sollen, die eventuelle Heilerfolge
erwarten lassen können.

Inhaltsverzeichnis

Vorwort

„Du bist, was du isst" – diese altbekannte Weisheit bekommt bei der Polymyalgia eine ganz besondere Bedeutung.
Denn auch wenn Ernährungsaspekte bei der Behandlung der Polymyalgia allzu oft vernachlässigt werden, so ist ungeachtet dessen seit langem bekannt und unstrittig, dass allein schon durch eine gezielte Anpassung der Ernährungsweise bei vielen Patienten eine spürbare Symptomlinderung und ein günstigerer Krankheitsverlauf erreicht werden können. Kaum eine andere Vorgehensweise bietet bei der Polymyalgia eine so effektive Möglichkeit, den Genesungsprozess selbst so aktiv zu beeinflussen, wie eine gezielte Ernährungsweise.

Obwohl wir mehrmals täglich essen und Mahlzeiten zubereiten, ist es immer wieder erstaunlich, wie wenig wir eigentlich über die einzelnen Lebensmittel wissen, die wir Tag für Tag zu uns nehmen. Wer bereits Abnehmversuche gestartet hat, weiß vielleicht etwas über den Kaloriengehalt von einigen Produkten, aber wie war es doch noch gleich mit dem Nährstoffgehalt eines Salatblattes, eines Apfels, einer Cola oder eines Tortenstücks? Oder wer weiß schon, welche Substanzen in welchen Lebensmitteln gesundheitsfördernd oder gar schädlich sind? Dass Zucker und Alkohol als die größten Gesundheitskiller gelten, dürfte inzwischen allgemein bekannt sein. Denn wer weiß schon, dass es Lebensmittel gibt, die sich entzündungsfördernd und damit schmerzfördernd auswirken und somit die Polymyalgia wie Öl im Feuer anheizen? Oder wem ist bekannt, dass es umgekehrt auch Nahrungsmittel gibt, mit denen man genau diesen Entzündungen entgegentreten kann und somit die Polymyalgia-Symptome spürbar lindert? Allein dies lässt erahnen, wie spannend das Gebiet der Ernährung tatsächlich ist und wie bedeutsam es für Polymyalgia-Patienten sein kann.

Doch wer sich erstmalig mit dem großen Thema der Ernährung beschäftigt, fühlt sich schnell überfordert und hat zunächst mehr Fragen als Antworten. Besonders wenn es um eine ganz spezielle Ernährungsweise geht, die sich günstig auf eine Erkrankung wie die Polymyalgia auswirken soll, kann es im ersten Moment als eine große Herausforderung und vielleicht sogar als unüberwindbare Hürde empfunden werden, was da von einem erwartet wird. Denn was gilt es nicht alles zu beachten, und womit fängt man eigentlich an? Wie lässt sich die Ernährung mit dem persönlichen Alltag vereinbaren? Ist das Zubereiten der Mahlzeiten sehr aufwendig? Wie ist es möglich, die Ernährung auf das Familienleben abzustimmen, ohne alles noch komplizierter zu machen als es ohnehin schon erscheint? Was ist im Berufsalltag? Und wie verhält man sich unterwegs? Ist Urlaub überhaupt noch möglich und wenn ja, inwieweit muss man sich ernährungstechnisch einstellen? Schmecken die Lebensmittel überhaupt, die jetzt hauptsächlich gegessen werden sollen oder verliert man gar die Lust aufs Essen?

Zugegeben, auf den ersten Blick erscheint eine Ernährungsumstellung für so manchen Polymyalgia-Betroffenen wie eine große Nebelwand. Nicht einfacher wird die Situation schließlich dadurch, dass die Polymyalgia nicht in jungen Jahren ins Leben tritt, sondern in der Regel erst im weit fortgeschrittenen Alter. Das bedeutet unweigerlich, festgetretene Pfade verlassen zu müssen, alte Gewohnheiten abzulegen und sich womöglich auch von dem einen oder anderen Lieblingsessen zu verabschieden. Stattdessen muss man sich nun mit neuen Dingen beschäftigen, und unvertraute Lebensmittel, um die man bislang erfolgreich einen großen Bogen gemacht hatte, stehen von nun an regelmäßig auf dem Tisch. Dass dann ein gewisses Unbehagen und Angst zum Begleiter werden, ist nicht verwunderlich.

Denn schließlich geht es hier nicht allein um die Frage, was man essen soll, sondern vielmehr auch darum, was man nicht essen soll. Denn wenn man auf der einen Seite zwar gesundheitsfördernde Nahrungsmittel zu sich nimmt, aber andererseits schädigende Dinge quasi oben drauf packt, dann könnte man stattdessen auch einen Kampf gegen Windmühlen aufnehmen. Sicher, es ist meistens einfacher gesagt als getan, Ernährungsgewohnheiten umzustellen. Und insbesondere am Anfang, wenn alles noch so neu ist, die Krankheit und die mit ihr einhergehenden Umstände, die ohnehin schon zu manch einer Veränderung des bisherigen Lebens geführt haben.

Gerade mit der Umstellung der Ernährung fühlt sich so manch ein Patient wie mitten ins Herz getroffen, nach dem Motto, es wolle ihm jemand etwas Liebgewonnenes abspenstig machen oder wegnehmen. Diese Ängste sind nachvollziehbar, aber sie werden doch meistens im Laufe der Zeit kleiner und überschaubarer.

Man sollte sich also nicht unnötig verrückt machen. Das Leben mit einer Ernährungsweise, mit der sich die Polymyalgia sehr günstig beeinflussen lässt, bedeutet ja nicht den grundsätzlichen Verzicht auf leckere Speisen. Die Leckereien sind jetzt lediglich andere als zuvor.

Und weil der Mensch bekanntermaßen ein Gewohnheitstier ist, wird die Umstellung zwar eine gewisse Zeit in Anspruch nehmen, aber danach gehört die neue Ernährungsweise zum ganz normalen Alltag.

Irgendwann ist es dann auch für Sie völlig normal, anstatt Zucker gesündere Süßungsmittel zu verwenden wie etwa Stevia, Honig oder Reissirup. Und anstatt viel Fleisch zu essen, werden nun öfter Fischgerichte und vegetarische Speisen auf dem Tisch stehen.

Wenn Sie sich bewusst machen, dass Sie es durch die gezielte Ernährungsweise auch selbst in der Hand haben, Ihre Gesundheit aktiv zu beeinflussen und dadurch eine bessere Lebensqualität erreichen können, werden Sie spüren, wie ihre Motivation mit jedem weiteren Tag zunimmt. Dann fällt auch der vermeintliche Verzicht auf das eine oder andere lieb gewonnene Lebensmittel aus der „alten Zeit" eines Tages gar nicht mehr schwer. Das Meiden bestimmter Lebensmittel wird stattdessen für Sie dann ein fester Bestandteil Ihres neuen Lebens und irgendwann gar nicht mehr als Verzicht empfunden.

So ist es auch für Sie eines Tages selbstverständlich, dass Sie nicht mehr wahllos in einer Bäckerei oder Metzgerei einkaufen, ohne die genaueren Inhaltsstoffe der Lebensmittel zu hinterfragen. Auch ein Einkauf im Reformhaus oder Bio-Supermarkt nehmen Sie dann nicht mehr als etwas Exotisches wahr, sondern dies gehört ganz einfach zu Ihrem neuen modernen Lebensstil.

Jeder Weg beginnt mit einem Anfang. Indem Sie dieses Buch in Ihren Händen halten, haben Sie den Startschuss hierfür bereits abgegeben. Somit liegt es nun an Ihnen, mehr draus zu machen, den Weg weiterzugehen, mit dem Ziel vor Augen, gesünder zu werden. Packen Sie für diesen Weg einen Rucksack, der das eine oder andere Hilfsmittel enthält. Dieses Buch wird eines davon sein, das Sie als ein unverzichtbarer Helfer auf Ihrem Weg in Ihr neues Leben begleiten wird.

Nutzen Sie die vielen Anregungen, die Ihnen dieses Buch zur Verfügung stellt. Denn egal zu welchem Anlass Sie Rezepte benötigen, die die polymyalgiaspezifischen Ernährungsempfehlungen berücksichtigen, in diesem Buch werden Sie fündig. Ob Sie ein leckeres Fischgericht herrichten möchten, einen Snack für zwischendurch wünschen, Lust auf einen knackigen Salat haben oder Abwechslung für Ihren eintönigen Ernährungsalltag benötigen – das Angebot mit zahlreichen Rezepten ist so vielseitig, dass Sie für jede Gelegenheit und jeden Geschmack etwas Passendes finden können. So werden auch Sie ganz sicher auf leckere Rezepte stoßen, die Ihnen die Ernährungsumstellung leichter machen.

Stöbern Sie durch diesen übersichtlich gehaltenen Ernährungsratgeber nach neuen und altbekannten, aber auch längst vergessenen Gaumenfreuden. Ohne großen zeitlichen Aufwand und ohne umfangreiche Vorkenntnisse wird es Ihnen gelingen, eine gesunde Ernährungsweise in Ihr Leben zu zaubern. Besonderes Augenmerk wurde auf das Vermeiden von arachidonsäurehaltigen und linolsäurehaltigen Lebensmitteln gerichtet, beides Inhaltsstoffe, die für ihre entzündungsfördernden Eigenschaften bekannt sind. Stattdessen enthalten die Rezepte viele natürliche Zutaten, die entzündungshemmend wirken und einen hohen Gehalt an Antioxidantien aufweisen.

Ich wünsche Ihnen nun gutes Gelingen und viel Erfolg auf Ihrem Weg zu mehr Gesundheit und Wohlbefinden!

Ihre Sigrid Nesterenko

Mit spezieller Ernährung der Polymyalgia entgegentreten

Trotz vieler eindeutiger Belege, dass eine gezielte Ernährungsweise den Krankheitsverlauf zahlreicher rheumatischer Erkrankungen günstig beeinflussen kann und hierdurch sehr beeindruckende gesundheitliche Verbesserungen möglich sind, wird diese Thematik noch immer kontrovers diskutiert.

So scheint es im Praxisalltag an der Tagesordnung zu sein, Patienten im Glauben zu lassen, sie könnten auch weiterhin nach Belieben alles essen, ohne dass dies Einfluss auf den Krankheitsverlauf nehmen würde. Im ersten Moment fühlen sich die meisten Patienten hierdurch erleichtert. Das ist verständlich, denn wer gibt schon gerne seine alten und seit Jahrzehnten bestehenden Essgewohnheiten auf? Und wer wäre begeistert, wenn sein Therapeut ihm anraten würde, eine gravierende Ernährungsumstellung mit in die Therapie einzubeziehen? Das klingt sofort nach Anstrengung oder Bedrohung.

Doch die anfängliche Freude darüber, die bisherige Ernährungsweise beibehalten zu „dürfen", ist meistens nur von kurzer Dauer. Spätestens dann nämlich, wenn sich der Gesundheitszustand partout nicht bessern will, sucht man nach weiteren Möglichkeiten, mit denen man den Krankheitsverlauf günstig beeinflussen kann. Manchmal scheint es den Menschen erst richtig schlecht gehen zu müssen, bis sich ihre Bereitschaft zu Veränderungen entwickelt. In diesem Zusammenhang wächst womöglich auch die Einsicht, dass man sich mit ungesundem Essen letztendlich ja nur selber schadet und außerdem mit einer Veränderung der Essgewohnheiten eine gute Chance in der Hand hat, den Gesundheitszustand selbst zu beeinflussen.

Gerade von rheumatischen Erkrankungen ist bekannt, dass diese durch eine gezielte Ernährungsweise günstiger verlaufen könnten. Dies ist übrigens keine neue Erkenntnis, sondern schon seit vielen Jahrzehnten weiß die Ernährungswissenschaft hinlänglich um die Zusammenhänge der Ernährung und zahlreichen Zivilisationserkrankungen wie Rheuma und somit auch der Polymyalgia.

Einer der bekanntesten Verfechter, der sich unermüdlich für mehr Anerkennung der ernährungsspezifischen Zusammenhänge und diversen Krankheitsbildern einsetzte, ist Dr. Max Bircher-Brenner, der seinerzeit besonders durch seine Rohkostkuren sehr beeindruckende Heilungserfolge aufweisen konnte. Bestätigt werden seine Erfahrungen auch durch die Therapeutin Sylvia Escott-Stump, die in ihrem Buch „Nutrition and Diagnosis-Related Care" auf eine Studie aus dem Jahr 2.000 verweist, bei der ein Verzicht auf gekochte und tierische Lebensmittel die Symptome bei Rheumatischer Arthritis und Fibromyalgie deutlich reduzierte. Bestärkt werden diese Erkenntnisse auch durch die Tatsache, dass rheumatische Erkrankungen bei Vegetariern weitestgehend unbekannt sind. Somit ist es eigentlich eine logische Konsequenz, dass heutige Ernährungsempfehlungen bei der Polymyalgia darauf basieren, sich weitestgehend vegetarisch zu ernähren. Dies bedeutet nicht, dass grundsätzlich gar kein Fleisch mehr verzehrt werden soll, sondern hier kommt es vielmehr auf die Häufigkeit des Verzehrs, die Fleischarten und den Fettgehalt an.

Hierbei sollte allerdings auch immer berücksichtigt werden, dass auf persönlich unverträgliche Lebensmittel verzichtet wird, da diese als Trigger von Entzündungen wirken. Ausführlichere Informationen lesen Sie in dem Kapitel „Nahrungsmittelintoleranzen – ein wichtiger Schlüssel zum Erfolg". Überhaupt geht es bei der polymyalgiaspezifischen Ernährungsweise hauptsächlich um das zentrale Thema Entzündungen, sodass entzündungsfördernd wirkende Lebensmittel vom Speiseplan gestrichen und durch möglichst viele entzündungslindernde ersetzt werden.

Insbesondere bedeutet dies, auf industriell gefertigte Nahrungsmittel wie Fertiggerichte zu verzichten, ebenso sollten Fast food und Produkte mit raffiniertem Zucker und großen Mengen Fructose gemieden werden. Als besonders wichtig erachten Ernährungswissenschaftler den Verzicht auf sehr fetthaltige Fleischsorten und fettreiche Milchprodukte. Überhaupt spielen die Fette eine ganz zentrale Rolle bei der polymyalgiarelevanten Ernährungsweise, denn sie haben einen großen Einfluss auf Entzündungsprozesse des Körpers und zwar positiv als auch negativ. Lesen Sie hierzu auch das Kapitel „Gute Öle – schlechte Öle".

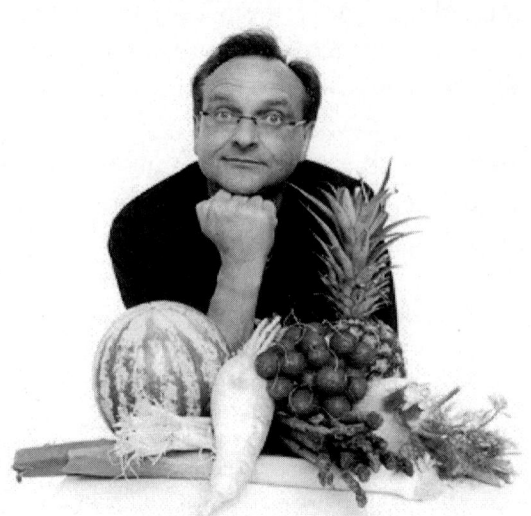

Vegetarische Kost

Wenn man eine Polymyalgia erfolgreich in den Griff bekommen möchte, wird kaum ein Weg daran vorbeiführen, seinen Konsum von Fleisch und anderen arachidon- und linolsäurehaltigen Lebensmitteln stark einzuschränken. Daraus ergibt sich schon fast zwangsläufig, dass die Ernährung überwiegend aus frischen Lebensmitteln wie Obst und Gemüse, bestehen sollte.

Schon seit vielen Jahren ist auf der Basis von Studien und der Erkenntnisse namenhafter Ernährungswissenschaftler bekannt, dass sich eine vegetarische Ernährungsweise sehr günstig auf rheumatische Erkrankungen und somit auch die Polymyalgia auswirkt.

Von Vegetariern weiß man längst, dass bei ihnen entzündlich bedingtes Rheuma nahezu unbekannt ist. Und wird bei bereits bestehendem Rheuma konsequent auf eine vegetarische Ernährung geachtet, stellen sich bei sehr vielen Patienten deutliche Symptomverbesserungen ein, sei es, dass die Morgensteifigkeit gelindert wird oder die Schmerzen sich verringern.

Der oft durchschlagende Erfolg, der sich bei einer vegetarisch ausgerichteten Ernährung einstellen kann, erklärt sich schon allein dadurch, dass das Entzündungsgeschehen positiv beeinflusst wird, indem die empfohlenen pflanzlichen Lebensmittel frei von der entzündungsfördernden Arachidonsäure sind. Die so gefürchtete Arachidonsäure ist nämlich überwiegend in Lebensmitteln tierischen Ursprungs zu finden, allen voran in sehr fetthaltigen Fleischsorten.

Nahrungsmittelintoleranzen –
ein wichtiger Schlüssel zum Erfolg

Wie bereits in meinem Buch „Polymyalgia erfolgreich behandeln" ausführlich beschrieben, können Nahrungsmittelintoleranzen einen großen Einfluss auf das Krankheitsgeschehen sowie auf den Gesundungsprozess der Polymyalgia nehmen. Leider wird dieser Zusammenhang allzu oft in der alltäglichen Praxis und auch bei der Ernährungsberatung nicht oder nur sehr unzureichend berücksichtigt.

Dabei kann eine gesundheitsförderliche Ernährungsweise immer nur so gut sein, wie sie auch die jeweils vorliegenden Nahrungsmittelintoleranzen einfließen lässt und nicht nur allein die Lebensmittel berücksichtigt, die allgemeinhin als positiv bei der Polymyalgia gelten. Denn was nützt es, wenn man zwar einerseits entzündungshemmende Lebensmittel verzehrt und auf entzündungsfördernde verzichtet, aber auf der anderen Seite die isst, die der Körper gar nicht verstoffwechseln kann und somit großen Schaden anrichten?

Was vielfach nicht bekannt ist, ist nämlich die Tatsache, dass unverträgliche Nahrungsmittel Entzündungsprozesse im Körper begünstigen, also genau das bewirken, was wir bei der Polymyalgia unbedingt vermeiden wollen. Erschwerend kommt hinzu, dass durch nicht beachtete Nahrungsmittelintoleranzen das Immunsystem derart gereizt wird und stetig in Alarmbereitschaft steht, dass es pausenlos Hochleistungen vollbringen muss und keine Ruhephasen mehr erhält. All das führt unweigerlich dazu, dass sich die bereits vorhandenen Symptome manifestieren oder noch stärker werden und womöglich sogar weitere hinzukommen.

Erst wenn diese Erkenntnis in die Behandlung der Polymyalgia einfließt, schöpft man das Optimum der vorhandenen Möglichkeiten einer polymyalgiafreundlichen Ernährungsweise aus. Somit kann auch dieses Buch nur dann seinen vollständigen Nutzen entfalten, wenn auf den Verzehr der persönlich unverträglichen Lebensmittel konsequent verzichtet wird, und zwar auch auf diejenigen, die bei der Polymalgia im Allgemeinen als günstig bewertet werden. Hierbei gilt es zu berücksichtigen, dass es bei den zu vermeidenden Lebensmitteln nicht allein um die „klassischen Lebensmittelallergien" geht, zu denen insbesondere Erdnüsse, Haselnüsse, Kuhmilch oder Weizen gehören, und der Körper mit typischen allergischen Reaktionen antwortet, sondern es geht weitaus häufiger um sogenannte Nahrungsmittelintoleranzen.

Dieses sind insbesondere die Fructose-, Laktose-, Gluten- und Histaminintoleranz, aber auch Unverträglichkeiten auf zahlreiche andere Nahrungsmittel sind möglich, die nicht zu den klassischen Allergien, sondern zu den Unverträglichkeiten gehören.

Wenn Sie den Verdacht haben, dass unverträgliche Lebensmittel einen großen Einfluss auf Ihre Gesundheit und das allgemeine Wohlbefinden haben, sollten Sie sich professionelle Hilfe suchen. Sprechen Sie Ihren Arzt oder Heilpraktiker darauf an, wenn Sie glauben, dass Sie von Nahrungsmittelintoleranzen betroffen sind. Hier ist wichtig zu wissen, dass diese nicht mit Allergietests im herkömmlichen Sinne festzustellen sind, sondern dass andere spezifische Untersuchungen wie z. B. ein Atemtest oder IgG-Test notwendig sind, deren Kosten meistens nicht von den gesetzlichen Krankenkassen übernommen werden.

Wesentlich kostengünstiger ist das Führen eines täglichen Ernährungstagebuches, in dem die auftretenden Reaktionen nach dem Verzehr bestimmter Lebensmittel eingetragen werden. Oftmals hilft es auch schon, wenn man die Lebensmittel meidet, die bei sehr vielen Menschen zu Symptomen führen wie etwa Zucker, Hühnerei, Nüsse, Michprodukte, Soja und Weizen.

Wer nach diesen Versuchen immer noch Reaktionen feststellt, ist gut beraten, darüber hinaus sämtliche glutenhaltige Lebensmittel zu vermeiden. Und wenn auch dann immer noch keine zufriedenstellenden Verbesserungen erreicht werden, macht es Sinn, dass gegebenenfalls die relevanten Tests herangezogen werden, um das Vorhandensein möglicher Nahrungsmittelintoleranzen aufzudecken.

Mit Fasten zur Symptomlinderung

In zahlreichen Kulturen ist das Fasten seit Jahrtausenden fest verankert. Einer der bekanntesten Befürworter des Fastens ist Hippokrates, der seinerzeit schon das Weglassen von fester Nahrung empfahl, um Krankheiten zu lindern. Heute ist sein Motto aktueller denn je, allerdings steht das Fasten heutzutage zumeist im Zusammenhang mit Übergewicht, das man gerne los werden möchte. Dass Fasten darüber hinaus aber noch diverse andere Aspekte mit sich bringt und sich sehr positiv auf die Gesundheit auswirken kann, wird allzu oft vernachlässigt.

Dabei zeigt uns die Natur sehr anschaulich, wie sehr sich der Verzicht auf Nahrung gesundheitsfördernd auswirken kann. Unsere Haustiere leben es uns quasi vor, denn was machen sie, wenn sie kränkeln? Sie essen nicht mehr, legen sich in ihre ruhige Ecke und verzichten auf jegliches Essen und Trinken. Erst wenn es ihnen wieder besser geht, kommen sie aus ihrem Verschlag heraus und wollen wieder Nahrung zu sich nehmen. Wenn wir Menschen krank sind, verhalten wir uns oft nicht anders. Auch wir meiden bei vielen Krankheiten intuitiv die Aufnahme von Nahrung.

Bei dieser Art des Nahrungsverzichts handelt es sich zwar um einen eher unfreiwilligen Verzicht, aber dennoch zeigt er uns sehr anschaulich, dass wir durch diese Maßnahme aktiv zum Gesundungsprozess beitragen.

Den gesundheitsförderlichen Aspekt des Fastens macht man sich seit jeher auch in der Naturheilkunde zunutze. Hier geht man davon aus, dass der Nahrungsverzicht zu einer umfangreichen Entlastung aller Stoffwechselprozesse führt und sich demzufolge der Körper auf seine ganz wesentlichen Aufgaben konzentrieren kann. Dies kann die Ausheilung von Entzündung sein, die Ausscheidung von Schadstoffen, aber auch die so wichtige Aktivierung der Selbstheilungsprozesse. Möglich wird dies dadurch, indem die Energie, die der Organismus normalerweise für die sonst übliche Verdauungsleistung aufbringen müsste, stattdessen nun anderweitig eingesetzt werden kann und hierdurch der Gesundungsprozess gefördert wird. Auch von Patienten mit entzündlich bedingten Rheumaerkrankungen wie der Polymyalgia weiß man, dass das Fasten oftmals eine bemerkenswerte Verbesserung der Symptome mit sich bringt, sei es, dass die Schmerzen spürbar nachlassen oder die Beweglichkeit verbessert wird. Warum sich das Fasten häufig so positiv auf die Symptomatik der Polymyalgia auswirkt, wird hauptsächlich darauf zurückgeführt, dass dem Körper in dieser Zeit keine entzündungsfördernden Nahrungsmittel zugeführt werden, indem insbesondere auf die Arachidonsäure und Linolsäure, die hauptsächlich in Fleisch enthalten sind, verzichtet wird.

Man weiß, dass aufgrund der ausbleibenden Nahrungszufuhr insbesondere der Arachidonsäurespiegel innerhalb von nur wenigen Tagen absinkt und sich demzufolge die Entzündungsprozesse vermindern.

Hinzukommt, dass sich der Cortisonspiegel durch den Nahrungsverzicht auf natürliche Weise im Körper erhöht. Dies hat die erfreuliche Wirkung, dass Entzündungsprozesse eingedämmt werden können und sich auch aus diesem Grund die Schmerzen bei der Polymyalgia verringern.

Darüber hinaus spielen auch Lebensmittel eine Rolle, die persönlich unverträglich sind. Der Verzicht auf diese Nahrungsmittel während des Fastens wirkt sich nämlich sehr günstig auf das Immunsystem aus. Dieses kann endlich „Urlaub" machen, weil es während des Fastens nicht mehr mehrmals täglich mit den unverträglichen Nahrungsmitteln konfrontiert wird. Die Zeit der stetigen Überstunden, in denen das Immunsystem fast pausenlos arbeitet, ist während des Fastens erst einmal vorbei. Durch diesen „Kurzurlaub" wird der ganze Organismus spürbar entlastet und bekommt die Chance, neue Kräfte zu sammeln.

Während des Fastens ist eine ausreichende Flüssigkeitszufuhr von 2 – 3 Litern sehr wichtig. Hier sind kalorienarme Getränke geeignet wie Mineralwasser, verdünnte Obst- und Gemüsesäfte, Gemüsebrühe oder Kräutertees. Die empfohlene tägliche Höchstgrenze der Kalorien sollte 400 kJ nicht überschreiten und überwiegend durch die Getränke abgedeckt werden.

Welche Getränke und in welchem Umfang einige feste Nahrungsbestandteile einbezogen werden, hängt von der jeweiligen Fastenkur ab. Das Angebot ist heutzutage sehr groß und für einen Laien kaum zu überschauen. Zu den bekanntesten Methoden gehören das Heilfasten und Saftfasten, aber auch Früchtefasten, Basenfasten und die F.X. Mayr-Kuren sind sehr beliebt.

Die üblicherweise empfohlene Fastendauer beträgt zwischen sieben und zehn Tagen. Doch wer spürbare Erfolge durch das Fasten erreicht, neigt schnell dazu, dieses auf einen längeren Zeitraum ausdehnen zu wollen. Davor kann allerdings nur abgeraten werden, ebenso, dass man das Fasten eigenständig und ohne eine therapeutische Begleitung durchführt. Zu bedenken ist also, dass das Fasten immer ein zeitlich begrenzter Einschnitt ist, der von einem entsprechend erfahrenen Therapeuten begleitet werden sollte.

Den Wert einer derartigen Begleitung weiß man spätestens in dem Moment zu schätzen, wenn es zu unliebsamen Fastenkrisen kommt, wenn sich eine extreme Müdigkeit bemerkbar macht, Kopfschmerzen, Schwindel oder andere Symptome auftreten.

Außerdem ist zu beachten, dass Fasten nicht für jeden Menschen gleichermaßen gut geeignet ist. Wer etwa ohnehin schon von Untergewicht betroffen ist, sollte hiervon Abstand nehmen, weil das Fasten unweigerlich zu einem weiteren Gewichtsverlust führen wird. Desweiteren sollten auch Personen, die von psychischen Problemen betroffen sind, unter einer Krebserkrankung oder schweren Herzerkrankung leiden oder mangelernährt sind und nur eine unzureichende Versorgung mit wichtigen Nährstoffen aufweisen, auf das Fasten verzichten.

So erfreulich für die meisten Polymyalgia-Patienten der kurzfristige Erfolg und die deutliche Schmerzreduzierung auch sind, so sollte dies nicht darüber hinwegtäuschen, dass dieser Zustand in der Regel nur von kurzer Dauer ist und sich dieser mit der Aufnahme der althergebrachten Ernährungsweise wieder verschlechtert. Um dies zu vermeiden oder zumindest in Grenzen zu halten, sollte im Anschluss an das Fasten die in diesem Buch beschriebene entzündungsmindernde Ernährungsweise erfolgen.

Für Personen, die sich mit der Umstellung auf die polymyalgiaunterstützende Ernährung schwer tun, ist übrigens das Fasten oft ein sehr nützliches Hilfsmittel. Durch diesen „Break", den man mit dem Fasten in seine alteingefahrenen Ernährungsmuster einbringt, fällt es vielen Menschen leichter, sich von diesen Gewohnheiten zu verabschieden und sich auf eine neue Ernährung einzustellen.

Gute Öle – schlechte Öle

Öle und Fette spielen bei der polymyalgiarelevanten Ernährungsweise eine so zentrale Rolle wie kein anderes Lebensmittel. Und dies sozusagen in beide Richtungen, indem sich die „richtigen" Öle positiv auf den Krankheitsverlauf auswirken können, und die „falschen" Öle hingegen das Krankheitsgeschehen anheizen.

Die zentralen Themen bei Ölen sind die darin enthaltenen Arachidon- und Linolsäuren, da diese im Körper entzündungsfördernd wirken und somit verantwortlich für die auftretenden Schmerzen bei der Polymyalgia und anderen rheumatischen Erkrankungen sind.

Soweit bekannt, enthalten alle Öle und Fette diese Arachidon- bzw. Linolsäure, allerdings gilt es hier zu unterscheiden, in welchen Mengen sie vorhanden sind und ob außerdem ein hoher Gehalt an Omega-3-Fettsäuren enthalten ist. Diese Fettsäuren wirken nämlich entzündungshemmend und sind somit in der Lage, der schädigenden Arachidon- und Linolsäure entgegenzuwirken und deren negative Auswirkungen zu kompensieren.

Somit ist es bei der Auswahl der „guten und schlechten Öle" wichtig zu wissen, welche Mengen dieser jeweiligen Substanzen enthalten sind. Während die „guten" Öle vermehrt verzehrt werden sollten, gilt es, die „schlechten" unbedingt zu meiden oder in nur ganz geringen Mengen zu sich zu nehmen.

Zu den Ölen und Fetten, die besonders hohe Arachidon- bzw. Linolsäure aufweisen, gehören neben der Margarine, Diätmargarine und Frittierfetten hauptsächlich pflanzliche Öle wie Sonnenblumenöl, Maiskeimöl und Distelöl. Besonders letzteres enthält große Anteile an Linolsäure (ca. 70 %). Um die Entzündungsprozesse bei der Polymyalgia nicht unnötig zu verstärken, sollte auf diese Öle weitestgehend verzichtet werden.

Auch das sehr häufig von zahlreichen Gesundheitsbefürwortern angepriesene Arganöl, das über eine große Bandbreite an gesunden Fetten verfügt, enthält nicht die für die Polymyalgia so wichtigen hohen Mengen an Omega-3-Fettsäuren, sodass dessen Verzehr in diesem Zusammenhang nicht empfohlen wird.

Da die entzündungsfördernde Arachidonsäure auch in fettreichen Lebensmitteln tierischen Ursprungs enthalten ist wie in den meisten Fleischsorten, Wurstsorten und fettreichen Molkereiprodukten, sollten diese nur selten verzehrt werden. Bei den Milchprodukten kann man alternativ sehr gut auf fettreduzierte Ware ausweichen, die einen vergleichsweise niedrigen Gehalt an ungünstigen Fetten aufweisen.

Häufig wird nicht bedacht, dass auch in vielen Getreideprodukten große Mengen der entzündungsfördernden Omega-6-Fettsäuren enthalten sind. Somit ist auch ein häufiger Verzehr von Getreideprodukten, sei es in Form von Brot, Brötchen, Brezeln, Waffeln, Plätzchen, Kuchen und so weiter, nicht empfehlenswert.

Gesundheitsfördernd hingegen sind Öle, die aufgrund ihres hohen Omega-3-Fettgehaltes über entzündungshemmende Eigenschaften verfügen wie Leinöl, Perillaöl und Hanföl. Auch Olivenöl enthält verhältnismäßig gute Werte bei der Gleichgewichtsbilanz von Omega-3- und Omega-6-Fettsäuren.

Als herausragend und somit besonders empfehlenswert gilt das Leinöl. Dieses verfügt über einen extrem hohen Anteil an Omega-3-Fettsäuren, auch im Vergleich zu den Kaltwasserfischen. So sind in 100 Gramm Leinöl bis zu 50 Gramm dieser wichtigen Fettsäuren enthalten, während in fettreichen Fischsorten gerade mal 3 Gramm anzutreffen sind. Noch reichhaltiger als das Leinöl ist das Perilla-Öl. Dieses ist in Süd-Ostasien beheimatet und ist ebenfalls pflanzlichen Ursprungs. In unserer Küche ist es allerdings eher selten anzutreffen. Auch zukünftig wird es hier wahrscheinlich kaum stehen, denn schon allein der Preis von über 30,- € für einen halben Liter lässt anderen Ölen den Vorzug. Hinzukommt, dass Perilla-Öl sehr hitzeempfindlich ist und somit nur für kalte Gerichte verwendet werden sollte. Auch zahlreiche Fische wie insbesondere die Kaltwasserfische Lachs, Makrele und Hering liefern einen hohen Omega-3-Fettgehalt und gehören somit regelmäßig auf den Speiseplan.

Während es auf der einen Seite zahlreiche entzündungsfördernde Öle und Fette gibt und andererseits entzündungshemmende Öle wie Leinöl, Hanföl und Perillaöl für eine erhöhte Zufuhr von Omega-3-Fettsäuren sorgen, gibt es auch noch etwas, was sich quasi „dazwischen" bewegt. Dies betrifft Öle, die nicht negativ in das Entzündungsgeschehen eingreifen, aber auch nicht für eine erhöhte Omega-3-Zufuhr sorgen. Somit kann man sie bei der Polymyalgia sozusagen als ernährungsneutral bewerten, sodass sie regelmäßig auf dem Speiseplan erscheinen können.

Insbesondere geht es hierbei um das sogenannte MCT-Speiseöl. Dieses Öl ist linolsäurefrei und wird seit vielen Jahren bei Beeinträchtigungen der Fettverwertungsstörung eingesetzt. Patienten mit einer eingeschränkten Bauchspeicheldrüsenfunktion können dies beispielsweise besser vertragen. Vorrangig verwendet man MCT-Speiseöl beim Zubereiten von kalten Gerichten wie Salaten und Gemüse, es kann aber auch kurzfristig bis ca. 120 °C erhitzt werden. Grundsätzlich sollten kalt gepresste Öle nicht erhitzt werden, sodass man sie hauptsächlich für das Anrichten von kalten Speisen verwendet. Auch das Verteilen auf bereits fertig gekochte Speisen ist möglich. Für das Kochen mit Ölen eignet sich warmgepresstes Olivenöl.

Da Licht und Wärme zu Veränderungen der Fette und Öle führen, werden angebrochene Ölflaschen am besten im Kühlschrank aufbewahrt. Man sollte aber daran denken, dass Olivenöl bei Kälte eine feste Konsistenz annimmt und es somit rechtzeitig vor Gebrauch aus dem Kühlschrank zu nehmen ist.
Die Haltbarkeitsdauer der Öle wird durch die kühle Aufbewahrung nicht verlängert. Öle sind sehr empfindlich, besonders kaltgepresstes Leinöl ist nur wenige Wochen lang haltbar. Das jeweils angegebene Ablaufdatum sollte nicht überschritten werden.

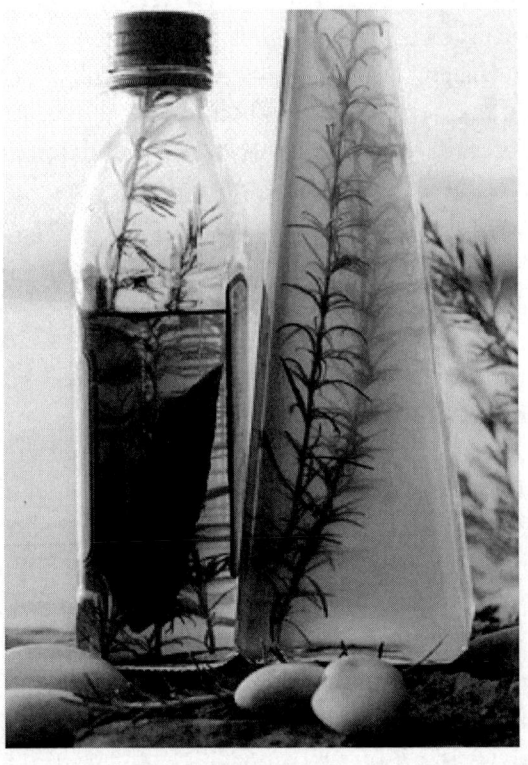

Lebensmittel, die man bei der Polymyalgia genauer kennen sollte

Curcuma – mehr als ein indisches Küchengewürz

Curcuma, auch als Gelbwurz bekannt, ist eines der beliebtesten Gewürze in südostasiatischen Ländern, wo es auch beheimatet ist und wo man seit jeher die überaus wirkungsvollen gesundheitsfördernden Eigenschaften zu schätzen weiß. In den vergangenen Jahren hat Curcuma auch in der westlichen Welt Einzug gehalten und konnte sich hier nicht nur in der Küche, sondern besonders auch in der Naturheilkunde etablieren. Längst ist bekannt, dass Curcuma über zahlreiche beeindruckende Wirkstoffe verfügt, von denen viele bereits wissenschaftlich erforscht wurden und durch Studien belegt werden konnten. Der hauptsächliche Wirkungsbestandteil des Curcumas ist das darin enthaltene *Curcumin*. Von diesem weiß man, dass es vielfältige gesundheitsfördernde Eigenschaften besitzt und entzündungshemmend, antiviral, antioxidativ, antimikrobiell und sogar antimutagen und krebshemmend wirkt.

Für Patienten mit Polymyalgia ist Curcuma somit in mehrfacher Hinsicht von großer Bedeutung, allen voran ist aber sicherlich der entzündungshemmende Wirkmechanismus relevant. Während bei akuten Entzündungen die entzündungshemmenden Eigenschaften des Curcumas sogar vergleichbar stark wie Cortison eingeschätzt werden, erreicht Curcuma bei chronischen Entzündungen immerhin noch eine halb so starke Entzündungshemmung wie Cortison.

Curcuma gibt es inzwischen als Nahrungsergänzungsmittel, aber auch als Gewürz hat es seinen festen Platz in Küchen gesundheitsbewusster Menschen gefunden. Die Wirksamkeit des Curcumas ist aufgrund der deutlich höheren Dosierung in Nahrungsergänzungsmitteln höher als die Nuance, die man in die Suppe einrührt.

Der Geschmack des Curcumas ist ein bisschen scharf und herb. Grundsätzlich kann man Curcuma bei sehr vielen Gerichten einfließen lassen, besonders beliebt ist der Geschmack allerdings bei Salatdressings, Soßen, Reis, Kartoffeln Geflügel und Meeresfrüchten. Im Prinzip kommt Curcuma hauptsächlich dort zum Einsatz, wo auch Curry verwendet wird. Dies verwundert nicht, denn

Curcuma ist schließlich ein wesentlicher Inhaltsstoff von Currymischungen, verleiht es diesen Gewürzmischungen immerhin deren gelbe Farbe.

Fleisch und Wurst

Fleisch und Wurst verfügen über große Mengen Arachidonsäure. Und weil diese Entzündungsprozesse fördern, sollte die Ernährung bei Polymyalgia-Betroffenen darin bestehen, den Verzehr von Fleisch und Wurst deutlich einzuschränken.
Empfohlen wird ein Verzehr von maximal zwei wöchentlichen Fleischmahlzeiten. Idealerweise sollten diese fettarm sein, um die Menge an Arachidonsäure so niedrig wie möglich zu halten wie beispielsweise mageres Rind- und Kalbsfleisch. Die Fleischmenge sollte 150 g pro Portion nicht überschreiten.
Der Konsum von Wurstsorten sollte möglichst auf das fettarme Corned Beef beschränkt werden. Alternativ gibt es viele Möglichkeiten, Wurst gegen fettarmen Käse und vegetarischen Brotaufstrich auszutauschen.

Fisch

Bei der Polymyalgia wird ein regelmäßiger Verzehr von fetten Fischsorten empfohlen, idealerweise sollte man zwei bis drei Fischmahlzeiten pro Woche auf den Speiseplan setzen.
Fisch hat gegenüber Fleisch den entscheidenden Vorteil, dass neben der Arachidonsäure auch große Mengen Omega-3-Fettsäuren enthalten sind, wodurch die schädigende Arachidonsäure kompensiert werden kann.

Getreide – Brot und Co.

Das Thema Getreide wird im Zusammenhang mit der Polymyalgia recht kontrovers diskutiert. Geht man von einigen zuverlässigen Quellen aus, verweisen diese darauf, dass Vollkornprodukte die gefürchtete Linolsäure enthalten und somit bei der Polymyalgia gemieden werden sollten.
Dies wird darauf zurückgeführt, dass die Linolsäure insbesondere in den Schalen des Getreides vorhanden ist, aber auch in bereits geschälten Körnern ist noch eine relativ hohe Menge an Linolsäure enthalten. Den vergleichsweise geringsten Gehalt der Linolsäure weisen das Weizenmehl (Type 405) und Roggenmehl (Type 815) auf. Es geht bei dem einzuschränkenden Verzehr von Getreideprodukten nicht ausschließlich um glutenhaltige Arten, sondern auch

glutenfreie Getreidesorten wie etwa Buchweizensorten enthalten bedenkliche Mengen an Linolsäure und sollten auch gemieden werden. Somit enthält dieses Buch keine Rezepte mit Vollkornprodukten. Neben den bereits erwähnten zulässigen Mehlarten ist auch der gelegentliche Verzehr von sogenanntem Omega-3-Brot möglich. Dieses ist in einigen Bäckereien und in speziellen Internetshops erhältlich und ist mit Omega-3-Fettsäuren angereichert.

Milchprodukte

Bei dem Verzehr von Milchprodukten kommt es sehr auf den Fettgehalt und somit den Arachidonsäuregehalt an. Je fettreicher die Produkte sind, umso mehr Arachidonsäure enthalten sie.

Bei fettarmen Produkten ist der Gehalt der Arachidonsäure so gering, dass sie ohne Bedenken verzehrt werden können wie beispielsweise Sauermilch, fettarmer Joghurt (1,5 %), Magermilch, fettreduzierter Käse (maximal 45 %) und Magerquark.

Der Verzehr derartiger Milchprodukte wird sogar ausdrücklich empfohlen, weil hierdurch aufgrund des Calciumgehalts ein wichtiger Beitrag zur Knochengesundheit und Osteoporose-Prophylaxe geleistet wird.

In geringen Mengen ist Butter möglich, hingegen sollte auf Margarine völlig verzichtet werden.

Moringa – ein Gewürz und noch viel mehr

Moringa Oleifera ist ein sehr anspruchslos aufwachsender Baum, der auf sandigen Böden in tropischen und subtropischen Regionen wie beispielsweise Indien beheimatet ist. Trotz dieser bescheidenen und unwirtlichen Umstände gedeiht der Moringabaum sehr prächtig, sodass er sogar derzeit als die nährstoffreichste Pflanze dieser Erde gilt.

Seine Blätter verfügen über einen so schier unglaublichen Gehalt an Nährstoffen, dass man es sich kaum vorzustellen vermag. Diese einzigartige Vitalstoffkonzentration enthält immerhin 92 wichtige Nährstoffe, 46 verschiedene Antioxidantien, sowie alle lebensnotwendigen Aminosäuren und sekundären Pflanzenstoffe. Insbesondere der extrem hohe Anteil an Eiweißen macht Moringa in der Pflanzenwelt so einzigartig, weil dieser nur bei sehr wenigen Pflanzen vorkommt.

Bei der Behandlung der Polymyalgia wird Moringa so sehr geschätzt, weil es in der Lage sein soll, Entzündungen zu reduzieren und die Knochengesundheit zu unterstützen.

Moringa kann äußerst vielseitig verwendet werden, einerseits als Nahrungsergänzungsmittel in Tablettenform, andererseits aber auch als Pulver oder in Form von frischen Blättern, wenn man selbst ein Moringabäumchen Zuhause hat.

In der Küche kommt Moringa zumeist in Pulverform zum Einsatz, weil dies den Vorteil hat, es in fast jedes Gericht einbringen zu können. Hier sind die Möglichkeiten fast unbegrenzt, lediglich das etwas schwierige Auflösen des Pulvers in Wasser weist gelegentlich Grenzen auf. Man kann Moringa über den Salat streuen, in Smoothies einrühren, zum Würzen von Soßen und Suppen verwenden oder was immer einem hierzu auch einfällt.

Wer ein eigenes Moringabäumchen züchtet, kann die frisch geernteten Blätter in einen Salat einrühren oder sie quasi wie Spinat verwenden.

Da die enthaltenen Vitamine wärmeempfindlich sind, sollte Moringa nicht stark erhitzt werden. Wenn möglich, fügt man das Pulver erst nach Abschluss des Kochvorgangs zu.

Omega-3-Eier

Eier haben in unserer heutigen Küche einen festen Platz, sei es bei beim Kochen von Soßen, Aufläufen, Suppen, Nudeln oder auch beim Backen. Ohne die Verwendung von Eiern sind viele Rezepte auf den ersten Blick kaum vorstellbar.

Weil der Verzehr von Eiern aufgrund des hohen Arachidonsäuregehaltes stark eingeschränkt werden soll, stellt dies manchen Polymyalgia-Patienten besonders zu Beginn seiner Ernährungsumstellung vor Probleme. Doch ist der kleine Schreck erst mal überwunden, erkennt man schnell, dass es gute und akzeptable Alternativen gibt. Die einfachste Möglichkeit besteht natürlich darin, auf Produkte und Rezepte auszuweichen, die keine Eier enthalten wie etwa italienische Nudeln.

Da die Arachidonsäure nur das Eigelb, nicht jedoch das Eiklar betrifft, ist der Verzehr von Produkten auch möglich, wenn Eiklar enthalten ist, aber kein Eigelb. Eine weitere Möglichkeit bieten spezielle Omega-3-Eier. Derartige Eier werden durch eine gezielte Ernährung der Hühner, die aus einer bestimmten Futtermischung besteht, mit Omega-3-Fettsäuren angereichert, sodass die enthaltene Arachidonsäure, wie sie in herkömmlichen Eiern vorkommt, kompensiert werden kann.

Außerdem kann man auch auf Eiersatzprodukte ausweichen. In Reformhäusern ist sogenanntes Ei-Ersatzpulver erhältlich, das aus verschiedenen Inhaltsstoffen wie Stärkemehlen und Verdickungsmitteln besteht. Auf Produkte, die gehärtete Pflanzenfette enthalten, sollte man allerdings verzichten.

Pilze – viel mehr als nur ein kulinarischer Genuss

Pilze erfreuen sich seit jeher großer Beliebtheit in unserer heimischen Küche. Und das nicht nur zur Hochsaison der Pilze, die im Spätsommer ihren Höhepunkt erreicht und während der so mancher Pilzsammler durch die Wälder streift. Denn hier in der freien Natur ist das Angebot weitaus abwechslungsreicher als in gängigen Supermärkten, wo sich das Pilzsortiment zumeist auf Champignons und Pfifferlinge beschränkt. Oder wenn man Glück hat, kann man gelegentlich ein paar Steinpilze oder Austernpilze ergattern.

Dabei ist das Angebot an Pilzen weitaus umfangreicher, besonders wenn man sich auch außerhalb der heimischen Pilzarten umschaut. Hier machen inzwischen insbesondere Shiitake-Pilze von sich reden, die ihren Ursprung in der asiatischen Küche haben und in unseren Supermärkten häufig als Trockenpilze erhältlich sind.

Wenn es um eine gesundheitsorientierte Ernährung geht, sollten Pilze viel häufiger auf dem Speiseplan stehen als dies im Allgemeinen der Fall ist. Denn sie enthalten zahlreiche Nährstoffe und zählen zu den hochwertigen Eiweißlieferanten, weil sie sehr reichhaltig an essenziellen Aminosäuren sind. Darüber hinaus enthalten sie noch weitere wichtige Nährstoffe wie insbesondere die Vitamine der B-Gruppe, Vitamin C und D, Magnesium, Calcium, Zink, Selen und Mangan.

Wie wertvoll Pilze sind und wie sehr sie über gesundheitsfördernde Eigenschaften verfügen, zeigt besonders die Traditionelle Chinesische Medizin (TCM), denn hier haben Pilze seit jeher einen großen Stellenwert bei der Behandlung unterschiedlichster Krankheitsbilder. Hier kommen allerdings keine Champignons und Steinpilze zum Einsatz, sondern Pilze mit so klangvollen Namen wie Shiitake, Reishi oder Coprinus, um nur einige zu nennen. Das Portfolio der Heilpilze in der TCM ist so weit gefasst, dass man sich nur als ein Experte hierüber einen Überblick verschaffen kann. Aber nicht nur in der TCM haben Pilze ihren festen Stellenwert, sondern auch in unserer Volksheilkunde wurden sie seit jeher bei unterschiedlichen Krankheitsbildern verwendet, wie in alten Arzneibüchern und Überlieferungen nachzulesen ist. Leider ist vieles von diesem traditionellen Heilwissen im Laufe der Jahrhunderte in Vergessenheit geraten und kommt erst langsam wieder zum Vorschein, weil immer mehr Menschen ersetzend oder ergänzend zur Schulmedizin naturheilkundliche Therapiemöglichkeiten wünschen.

Die Entscheidung, auch Pilze zur Gesundheitsförderung zu verwenden, ist auch bei der Polymyalgia sehr wertvoll, da sich ein regelmäßiger Verzehr in mehrfacher Hinsicht sehr positiv auf den Gesundungsprozess auswirken kann.

Ein wichtiger Aspekt ist die Möglichkeit einer optimalen Eiweißversorgung, die man durch Pilzverzehr erreicht. Gerade bei der Polymyalgia kommt es durch den eingeschränkten Fleischverzehr zu einer unzureichenden Eiweißversorgung, wenn nicht durch andere Lebensmittel entgegengewirkt wird. Eine ausreichende Eiweißversorgung ist nämlich für den Organismus lebensnotwendig, schließlich besteht dieser nicht nur zu großen Teilen aus Eiweiß, sondern auch wichtige Stoffwechselprozesse sind nur mithilfe von Proteinen überhaupt möglich.

Doch Pilze sind nicht nur bezüglich des Nährstoffgehaltes ein sinnvoller Ersatz für Fleisch, sondern auch wenn es darum geht, dass es einem schwer fällt, auf tägliche Fleischgerichte zu verzichten. Erfahrungsgemäß fällt dies vielen Menschen leichter, wenn sie häufiger Pilze essen. Dies wird darauf zurückgeführt, dass Pilze eine ähnliche Geschmacksrichtung wie Fleisch aufweisen und manche Pilze auch von der Konsistenz her daran erinnern.

Erfreulicherweise sind Pilze im Vergleich zu Fleisch äußerst kalorienarm, sodass sie auch hinsichtlich des Gewichtmanagements, das für viele Polymyalgia-Patienten aufgrund der Cortisoneinnahme ein Thema ist, möglichst oft auf dem Speiseplan erscheinen sollten.

Damit die Pilze aber ein kulinarischer Genuss sein können, sollte unbedingt auf die richtige Lagerung und Zubereitung geachtet werden, da sonst nicht nur der Geschmack der Pilze schnell in Mitleidenschaft gezogen wird, sondern Pilze auch schnell verderben und nur wenige Tage nach der Ernte genießbar sind. Selbst Pilze, die eigentlich als ungiftig gelten, können dann eine Pilzvergiftung auslösen, wie man sie sonst nur von giftigen Pilzen kennt.

Idealerweise werden Pilze noch direkt am selben Tag verzehrt. Bis zum Verbrauch ist es wichtig, dass sie kühl und luftig gelagert werden. Hierfür eignen sich der Kühlschrank und ein kühler Keller, wenn die Pilze in einem offenen Behälter oder in Papier eingewickelt aufbewahrt werden.

Pilze sollten bei der Zubereitung nicht mit Wasser in Berührung kommen, weil sie sehr schnell Feuchtigkeit aufsaugen und dadurch ihr Aroma einbüßen. Besser ist es, die Pilze mit einem trockenen Küchentuch abzureiben. Schmutzbereiche werden punktuell angefeuchtet und mit einem Küchenpapier abgerieben. Fertige Pilzgerichte sollten möglichst sofort verzehrt oder im Kühlschrank aufbewahrt werden. Nicht zu empfehlen ist das über einen längeren Zeitraum andauernde Aufbewahren auf einer warmen Herdplatte oder bei Zimmertemperatur.

So wertvoll Pilze eine Ernährung auch bereichern können, so darf nicht unbedacht bleiben, dass es leider auch Aspekte gibt, die den Verzehr von Pilzen nicht nur positiv erscheinen lassen. Pilze gehören aufgrund ihres Chitingehalts zu den eher schwer verdaulichen Lebensmitteln, sodass sie manchmal quer im Magen liegen können. Um dies zu verhindern, ist es hilfreich, die Pilze möglichst lange zu kochen oder verdauungsfördernde Substanzen in Form von Bitterstoffen oder Kräutern zu sich zu nehmen.

Während die schwere Verdaulichkeit also relativ einfach verhindert werden kann, erscheint ein anderer Aspekt weitaus bedrohlicher, der sich allerdings ausschließlich auf Wildpilze bezieht. Die Rede ist von der Fähigkeit der Wildpilze, Schwermetalle wie Quecksilber, Blei und Cadmium, radioaktive Substanzen sowie andere Schadstoffe anzureichern. Diese sind bekannt dafür, dass sie sich auf unterschiedliche Weise ungünstig auf die Gesundheit auswirken, insbesondere die Nieren und Nerven werden durch sie stark beansprucht. Daher ist es eine empfehlenswerte Vorsichtsmaßnahme, den Verzehr von Wildpilzen auf 250 g wöchentlich zu beschränken. Auch die Zubereitung kann für eine geringere Schadstoffbelastung sorgen, indem man die Haut des Pilzhutes und die Lamellen entfernt, weil diese die höchsten Belastungen aufweisen.

Zu beachten ist, dass sich diese Maßnahme auf wild wachsende Pilze bezieht und nicht die Kulturpilze betrifft. Diese kommen bei ihrem Heranwachsen nämlich nicht mit derart schädlichen Substanzen in Kontakt und können völlig ohne Bedenken auch in größeren Mengen verzehrt werden. Es wäre also völlig fehl am Platze, alle Pilze über einen Kamm zu scheren und grundsätzlich alle Pilze als potentielle Schadstoffträger anzusehen. Auch bei den Wildpilzen sind nicht alle Pilze gleich zu bewerten, denn sehr stark ist die Schadstoffbelastung von der Pilzsorte sowie vom Standort abhängig.

Smoothies

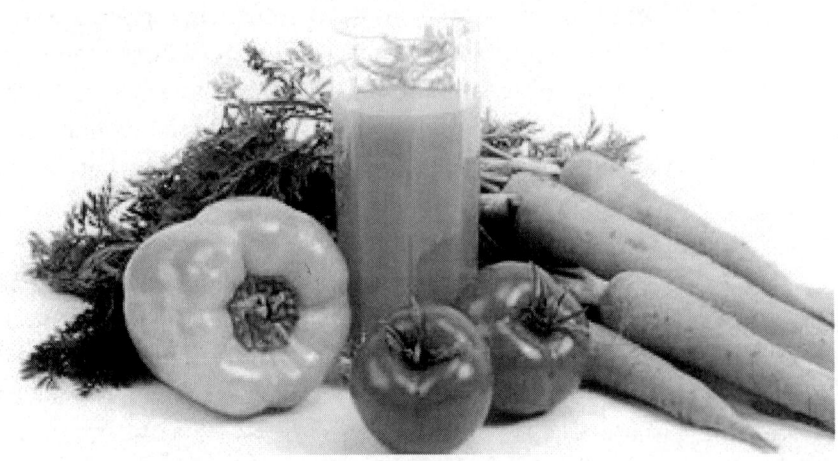

Smoothies haben in den vergangenen Jahren die Welt erobert und sind inzwischen allgegenwärtig – so hat es zumindest den Anschein, denn bis vor wenigen Jahren gab es Smoothies noch nicht, jedenfalls nicht in den deutsch-sprachigen Ländern.

In den USA kamen die Smoothies bereits in den späten 1960er Jahren erstmalig auf, und ihre „Fangemeinde" bestand anfangs hauptsächlich aus sehr gesundheitsbewussten Menschen, die gerne belächelt wurden.

Vereinzelt ist auch zu lesen, es seien seinerzeit die „Hippies" gewesen, die Smoothies erstmalig herstellten. Inzwischen haben Smoothies weite Kreise gezogen und konnten sich sogar in zahlreichen Supermärkten als Fertigprodukte etablieren.

Die Basis eines jeden Smoothies bilden das in Stücke geschnittene Obst bzw. Gemüse und eine Flüssigkeit, wie beispielsweise Wasser, Fruchtsaft oder Reismilch. Auch einige Nahrungsergänzungsmittel sind eine wertvolle Ergänzung, meine persönlichen Favoriten sind Moringa und Spirulinaalgen. Alle Zutaten werden in einen speziellen Mixer gegeben und so lange gerührt, bis die gewünschte cremige Konsistenz erreicht ist.

Genau genommen sind Smoothies somit nichts anderes als dickflüssige Getränke aus der ganzen Frucht beziehungsweise dem ganzen Gemüse. Man unterscheidet zwischen grünen Smoothies, die hauptsächlich aus verschiedenen grünen Gemüsesorten, Blattsalaten und Kräutern bestehen und Fruchtsmoothies, bei denen unterschiedliche Obstsorten miteinander vermixt werden. Bis auf die Kerne und gegebenenfalls auch die Schale wird bei Smoothies alles verarbeitet. Wenn es um den gesundheitlichen Aspekt geht, so sind die grünen Smoothies unbedingt zu bevorzugen, denn bei den Fruchtsmoothies läuft man schnell Gefahr, zu große Mengen an Fruchtzucker zu verzehren.

Sehr beliebt sind auch Mischungen von Gemüse und ein bisschen Obst, um den grünen Smoothies einen etwas süßlicheren Geschmack zu verleihen.

Je grüner die Smoothies sind, umso höher ist ihr Nährstoffgehalt einzuschätzen. Sie sind oft sogar derart nahrhaft, dass sie quasi alles enthalten, was der Körper an Vitalstoffen benötigt und somit eine komplette Mahlzeit ersetzen können.

Smoothies haben darüber hinaus noch viele weitere Vorteile gegenüber herkömmlichen Ernährungsweisen. Neben dem extrem hohen Nährstoffgehalt ist es die Entlastung des Organismus, die man durch die Smoothies erreicht. Durch das Pürieren der Nahrungsmittel wird dem Körper viel Energie eingespart, die er ansonsten für die Verdauungsleistung aufbringen müsste und nun stattdessen für andere Dinge einsetzen kann.

Wer noch nicht viel Erfahrung mit Smoothies hat, stellt sich womöglich die Frage, ob es nicht doch sinnvoller sein könnte, statt Smoothies Obst und Gemüse zu entsaften. In Bezug auf die bereits erwähnte Verdauungsleistung ist diese Frage nachvollziehbar, denn dadurch dass im Gegensatz zu Smoothies beim Entsaften sämtliche Ballaststoffe entfallen, hat das Verdauungssystem beim Trinken von Säften wahrhaftig nicht mehr viel zu leisten.

Aber gerade die Ballaststoffe entfalten wichtige Aufgaben im Körper und sorgen insbesondere für eine regelmäßige Verdauung und eine Unterstützung der gesunden Darmbakterien. Außerdem haben die Ballaststoffe einen wichtigen Einfluss auf den Blutzuckerspiegel, sodass bei reinen Fruchtsäften der darin enthaltene Zucker wesentlich schneller aufgenommen wird und einen schnell ansteigenden Blutzuckerspiegel mit sich bringt.

Wie bereits erwähnt, kann man mittlerweile in vielen Supermärkten Smoothies als Fertigprodukte kaufen. Wesentlich gehaltvoller sind allerdings die selbst gefertigten Smoothies, die Zuhause selbst gemixt und direkt nach der Herstellung frisch verzehrt werden. Dank entsprechender Mixer, die inzwischen sehr preisgünstig erhältlich sind, können Smoothies schnell und ohne großen Aufwand Zuhause hergerichtet werden. Und wenn die Zeit doch mal etwas knapp ist, mixt man sie auf Vorrat und kann sie bequem 2 Tage im Kühlschrank aufbewahren. Dennoch sollte man bedenken, dass der Gehalt der Nährstoffe abnimmt, je länger die Herstellung zurückliegt.

Die in diesem Buch vorgestellten Smoothie-Rezepte geben einen Überblick über die zahlreichen Möglichkeiten, leckere Smoothies zu mixen. Man kann sie natürlich nach eigenem Belieben und unter Berücksichtigung der persönlichen Verträglichkeiten und auch entsprechend der Jahreszeiten verändern.

Spirulinaalge - das eiweißhaltige „Super-Lebensmittel"

Spirulinaalgen werden gerne auch als „Super-Lebensmittel" bezeichnet. Dies verwundert nicht, denn kaum eine andere bisher bekannte Pflanze weist ein so breit aufgestelltes Repertoire an hochwertigen Nährstoffen auf. Es gibt kaum Nährstoffe, die Spirulinaalgen nicht vorweisen kann, so etwa Vitamin C. Abgesehen von diesen sehr wenigen Ausnahmen liest sich die Zusammensetzung der Spirulina wie das Who is Who der Vitalstoffe. Neben den B-Vitaminen sind nicht nur Zink, Calcium, Mangan, Kalium, Zink und Eisen enthalten, sondern auch Beta-Carotin, Selen und essentielle Fett- und Aminosäuren. Außerdem sind Bioflavonoide und Eiweiße vorhanden. Insbesondere der Eiweißgehalt ist imposant, denn dieser macht bis zu 75 % der Algen aus. Dies ist auch einer der Hauptgründe, warum gerade Vegetarier und Veganer Spirulinaalgen in ihre Ernährung integrieren, denn durch ihren Verzicht auf Fleisch und Fisch benötigen sie andere Eiweißquellen, ähnlich wie bei einer Ernährungsweise für Polymyalgia-Betroffene.

Personen mit Polymyalgia profitieren darüber hinaus auch von den signifikanten Mengen an Gamma-Linolensäure (GLS), die in der Lage ist, entzündungshemmend zu wirken.
Spirulinaalgen werden häufig als Nahrungsergänzungsmittel in Tablettenform eingenommen. Dabei wird oft gar nicht bedacht, dass sich Spirulinaalgen auch in der Küche sehr vielseitig einsetzen lassen. Besonders beliebt sind die Spirulinaalgen bei grünen Smoothies. Hier reicht es oft aus, einen Teelöffel voller Algen in den Mixer zu geben, um die grüne Farbe und den Geschmack der Smoothies zu intensivieren.
Man kann die Algen aber auch in Salatsoßen einrühren oder direkt über die Speisen streuen. Hier sind der Kreativität und den eigenen Vorlieben keine Grenzen gesetzt. Im Mixer lassen sich die gepressten Algen einfach vermengen, wenn man die Algen jedoch für andere Zwecke in der Küche einsetzen möchte, sollte man die Pulverform verwenden.

Da die enthaltenen Vitamine wärmeempfindlich sind, sollten die Spirulinaalgen nicht stark erhitzt werden. Am besten fügt man das Pulver erst nach Abschluss des Kochvorgangs hinzu.

Antioxidantien

Wenn es um die Vermeidung der entzündungsfördernden Arachidonsäure geht, sollte man sich auch die Antioxidantien zunutze machen, denn diese sind in der Lage, die Bildung der aus der Arachidonsäure resultierenden Entzündungsstoffe zu reduzieren.

Antioxidantien werden auch als „Gesundheitspolizei" bezeichnet und bestehen aus diversen Vitalstoffen. Zu den bekanntesten gehören die Vitamine E und C, Selen, Zink, Beta-Carotin sowie die sekundären Pflanzenstoffe.

Viele dieser wichtigen Antioxidantien sind in Obst, Gemüse und Pflanzenölen enthalten, also Lebensmitteln, die auch bei der Polymyalgia ganz oben auf dem Speiseplan stehen sollten. Somit ist die in diesem Buch empfohlene Ernährungsweise in mehrfacher Hinsicht sehr förderlich für Polymyalgia-Patienten.

Je frischer das Obst und Gemüse beim Verzehr ist, umso höher ist der Gehalt der Antioxidantien. Da diese zumeist direkt in oder unter der Schale anzutreffen sind, sollte man das Obst und Gemüse nach Möglichkeit ungeschält essen.

Wenn es um die „Topkandidaten" der hochwertigsten Antioxidantien-Lieferanten geht, stehen tropische Früchte wie Papaya, Ananas und Goji-Beeren ganz oben auf der Hitliste. Bei den heimischen Obstsorten sind es vorrangig rotfarbige Arten wie etwa Himbeeren, Brombeeren, Blaubeeren und rote Trauben. Darüber hinaus sind auch frische Kräuter hochwertige Quellen für Antioxidantien.

Auch das in diversen Rezepten verwendete Curcuma verfügt über beachtliche Mengen an Antioxidantien. Im Vergleich zu anderen Nahrungsmitteln und Substanzen pflanzlicher Herkunft ist das antioxidative Potential des Curcumas besonders hoch. So ist die antioxidative Wirkung ungefähr 150 Mal stärker als die von Vitamin E und immerhin noch 60 Mal stärker als die von Vitamin C.

Schließlich ist auch der Moringabaum ein absoluter Spitzenreiter, wenn es um den hohen Gehalt an Antioxidantien geht. In zahlreichen Rezepten wird Moringa in Form von Pulver verwendet, aber auch frische Blätter von einem selbst gezogenen Moringabäumchen bereichern den Speiseplan auf gesunde Art und Weise. Darüber hinaus empfiehlt es sich, ergänzend durch bestimmte Präparate für eine umfassende Versorgung mit Antioxidantien zu sorgen wie z. B. Vitamin E, Astaxanthin, Moringa, Curcuma und Selen.

Gesünder süßen – Wissenswertes über Süßungsmittel

Während unsere heutige Ernährungsweise auf der einen Seite kaum noch wertvolle Nährstoffe enthält, strotzt sie auf der anderen Seite nur so von Zucker. In großen Mengen verzehren wir Zucker in all seinen Varianten, ohne auch nur einen Gedanken daran zu verschwenden, was wir unserer Gesundheit damit eigentlich antun.

Schon lange weisen Gegner des extremen Zuckerkonsums mit Nachdruck darauf hin, dass gerade die heutigen Zivilisationskrankheiten mit dem immensen Zuckerverzehr in Verbindung stehen und sogar Krebszellen geradezu explodieren können, wenn sie regelmäßig mit Zucker versorgt werden.

Auch bei einer schwerwiegenden Erkrankung wie der Polymyalgia sollte der Konsum von Zucker kritisch betrachtet werden. Empfehlenswert ist, den Verzehr sehr stark einzuschränken und die Lust auf Süßes durch gesunde Alternativen zum Zucker zu ersetzen. Es geht also nicht darum, grundsätzlich auf süß schmeckende Leckereien zu verzichten, sondern vielmehr stellt sich die Frage, was man anstatt des ungesunden Haushaltszuckers und der synthetisch hergestellten Zuckeraustauschstoffen verwenden kann.

Die Auswahl an Zuckerersatzstoffen ist heutzutage so groß wie nie zuvor, was es dem Laien allerdings nicht immer einfach macht, sich einen umfassenden und ehrlichen Überblick verschaffen zu können. Denn spätestens wenn man sich bewusst durch die Supermarktregale bewegt und die Inhaltsstoffe der Lebensmittel genauer unter die Lupe nimmt, stellt man fest, dass man sich schnell überfordert fühlt mit all den unterschiedlichen Bezeichnungen, hinter denen sich die zahlreichen verschiedene Zuckerarten verbergen.

Erschwerend kommt hinzu, dass längst nicht überall, wo die Bezeichnung „Zucker" drauf steht, tatsächlich auch Zucker enthalten ist, zumindest nicht der, den ein normaler Verbraucher erwarten würde, den weißen Haushaltszucker. Auch hinter den Namen Glukosesirup, Rohrzucker und Invertzucker verbergen sich Zuckerarten, die bei häufigem Verzehr nicht gesünder sind als der inzwischen in Verruf geratene weiße Haushaltszucker. Auch wer regelmäßig Lebensmittel mit einem hohen Fructoseanteil verzehrt, trägt nicht zum Erhalt seiner Gesundheit bei.

Als besonders verwirrend zu sehen ist schließlich die Handhabe vieler Hersteller, ihre Produkte als „zuckerfrei" zu deklarieren, die sich aber bei genauerer Betrachtung alles andere als zuckerfrei erweisen. Sie enthalten zwar nicht den herkömmlichen Haushaltszucker, aber gesünder sind die Ersatzsubstanzen nicht immer.

Meistens enthalten die als "zuckerfrei" oder „zuckerarm" gekennzeichneten Lebensmittel nämlich synthetisch hergestellte Zuckeraustauschstoffe wie beispielsweise Sorbitol oder Aspartam. Hierbei sollte man sich bewusst machen, dass man den ungesunden Haushaltszucker nur gegen eine andere ungesunde Zuckerart austauscht. Besser ist es, wenn man stattdessen auf natürliche Süßungsmittel zurückgreift.

Die Rezepte in diesem Kochbuch enthalten fast keine Süßungsmittel. Sollte dennoch bei dem einen oder anderen Gericht etwas Süße gewünscht sein, empfehlen sich insbesondere Honig, Stevia und einige Sirup-Arten, die nachfolgend genauer beschrieben werden.

Agavendicksaft

Agavendicksaft wird auch als Agavensirup bezeichnet. Er zählt zu den Süßungmitteln natürlichen Ursprungs und wird aus den Herzen der Agave gewonnen. Agavendicksaft weist einen niedrigen Glykämischen Index auf.
Es verfügt über eine intensivere Süße als der Haushaltszucker, dennoch hat es weniger Kalorien.
Aufgrund des sehr hohen Fructose-Anteils sollte der Verzehr nur in Maßen erfolgen.

Ahornsirup

Ahornsirup ist ein seit Jahrtausenden bekanntes Süßungsmittel, das seit jeher von Indianern verwendet wird. Somit wird Ahornsirup auch heute noch hauptsächlich in Kanada produziert und aus bestimmten Arten von Ahornbäumen gewonnen.
Die Konsistenz, Qualität und Farbe hängen stark von der Erntezeit ab. Der zu Erntebeginn gewonnene Sirup weist eine klare und milde Konsistenz auf, wäh-

rend der später geerntete Sirup wesentlich dunkler ist und einen intensiveren Geschmack aufweist.

Ahornsirup enthält hauptsächlich Saccharose und ist ziemlich zähflüssig.

Die Aufbewahrung sollte möglichst im Kühlschrank erfolgen, sobald die Flasche angebrochen ist. Wenn man den Sirup portionsweise einfriert, lässt sich die Haltbarkeit verlängern.

Acesulfam K

Acesulfam K findet man sehr häufig in Diätprodukten, die zur Gewichtsreduktion eingesetzt werden, weil dieser Süßstoff fast kalorienfrei ist.

Die Süßkraft ist sehr intensiv und 200 Mal stärker als beim Haushaltszucker. Da Acesulfam K hitzestabil ist, eignet sich dieser künstlich hergestellte Süßstoff zum Backen und Kochen gleichermaßen. Die Süßkraft vermindert sich mit zunehmender Dosierung. Außerdem stellt sich ein metallischer Beigeschmack ein.

Aspartam

Aspartam gehört zweifelsohne zu den heutzutage bekanntesten künstlich produzierten Süßstoffen. Wenn er nicht namentlich auf einer Verpackung genannt ist, weist auch die E-Nummer E951 darauf hin, denn hinter dieser Verschlüsselung verbirgt sich nichts anderes als Aspartam, genauso wie hinter den Bezeichnungen NutraSweet, Canderel und Assugrin.

Die Intensität der Süßkraft ist sehr hoch, denn Aspartam ist 200 Mal süßer als Haushaltszucker und muss entsprechend niedrig dosiert werden.

Ab einer Temperatur von 200 °C zerfällt dieser Süßstoff, sodass er nur bedingt zum Kochen und Backen geeignet ist.

Obwohl Aspartam weltweit eines der beliebtesten Süßungsmittel zu sein scheint, sollte man sich nicht darüber hinwegtäuschen lassen, dass wir es hier trotz der wenigen Kalorien nicht mit einem gesundheitsförderlichen Lebensmittel zu tun haben.

Einschlägige Informationsquellen weisen seit Jahren darauf hin, dass Aspartam alles andere als gesund ist. Sogar die amerikanische Zulassungsbehörde für Lebensmittel und Medikamente hat seine Bedenken zu diesem Thema längst veröffentlicht.

Viele gesundheitliche Probleme stehen im Verdacht, durch den Verzehr von Aspartam (mit-) ausgelöst zu werden, seien es Haarausfall, chronische Müdigkeit, Verdauungsprobleme, Schwindel und Gewichtszunahme. Immerhin sind heutzutage schon fast 100 Symptome dokumentiert, die in Verbindung mit Aspartam gebracht werden. Je mehr man über die bedenklichen Eigenschaften von Aspartam weiß, umso mehr muss man zu der Überzeugung kommen, dass fast alle anderen Zuckerersatzstoffe besser sind als Aspartam.

Brauner Zucker

Wenn es um gesunde Süßungsmittel geht, scheint es beim braunen Zucker so viele falsche Vorstellungen zu geben wie bei kaum einem anderen Süßstoff. Das ist schade, denn gerade der braune Zucker dient sehr häufig als vermeintlich „gesündere" Alternative zum herkömmlichen weißen Haushaltszucker. Bei genauerer Betrachtung erkennt man jedoch, dass brauner Zucker leider gar nicht gesünder ist als der weiße Zucker, weil dieser eigentlich nur ein Zwischenprodukt des herkömmlichen Haushaltszuckers ist. Hier wird lediglich die letzte Reinigungsstufe ausgelassen, sodass brauner Sirup haften bleibt und dem sonst weißen Zucker die Farbe und die klebrige Konsistenz verleiht.

Cyclamat

Cyclamat gehört zu den synthetisch hergestellten Süßstoffen und verbirgt sich häufig hinter der E-Nummer E952. Die Süßkraft ist sehr hoch, denn Cyclamat ist bis zu 70 Mal stärker als Haushaltszucker. Aufgrund der Hitzestabilität ist es zum Kochen und Backen gleichermaßen geeignet.
Der Verzehr von Cyclamat ist allerdings alles andere als unbedenklich. Tierversuche haben gezeigt, dass es durch Cyclamat zu Zellveränderungen und Blasenkrebs kommen kann. Somit ist es nicht verwunderlich, dass es in einigen Ländern wie etwa den USA grundsätzlich verboten ist. Wundern lässt hingegen die Verordnung, dass es in der EU nur in Bonbons und Kaugummi nicht erlaubt ist.

Dinkelsirup

Dinkelsirup gehört zu den eher unbekannten natürlichen Süßstoffen. Er hat den Vorteil, dass er aus lang- und mittelkettigen Kohlenhydraten besteht, die nur sehr langsam vom Blut aufgenommen werden. Dies hat zur Folge, dass der Blutzuckerspiegel nicht so rasant ansteigt wie bei einigen anderen Zuckerarten. Der Geschmack wird als leicht malzig und karamellig empfunden. Der Sirup eignet sich zum Kochen und Backen gleichermaßen.

Da Dinkelsirup keine Fructose enthält, ist er ein beliebtes Süßungsmittel bei Personen mit einer Fructoseintoleranz.

Honig

Honig ist seit jeher das bekannteste und am häufigsten verwendete Süßungsmittel, welches uns die Natur zur Verfügung stellt. Man kann ihn auch als den Klassiker der natürlichen Süßungsmittel bezeichnen.

Honig ist ein Gemisch aus Fructose und Glukose und wird von Bienen aus dem Blütennektar gewonnen. Abhängig davon, in welcher Region die Bienen ansässig sind und ihren Nektar sammeln, ergibt sich die jeweilige Honigsorte wie beispielsweise Akazienhonig, Kirschblütenhonig, Rapshonig oder Wildblütenhonig. Eine der weltweit hochwertigsten Honigsorten ist der in Neuseeland produzierte Manukahonig.

Honig hat die Eigenschaft, seinen sehr intensiven Eigengeschmack auf die Speisen zu übertragen. Damit dieser nicht zu dominant wird, sollte man die Dosierung nicht übertreiben.

Milchzucker (Laktose)

Milchzucker ist heutzutage ein sehr häufig verwendetes Süßungsmittel, wenn es um Fertiggerichte und Medikamente geht. Er wird hier hauptsächlich als sogenannter Trägerstoff eingesetzt und weniger, um eine intensive Süßung zu erreichen, denn die Süßkraft ist deutlich geringer als bei anderen Süßungsmitteln. Somit sind hier wesentlich größere Mengen erforderlich, um einen vergleichbaren Süßungsgrad zu erreichen.

Milchzucker wird aus der Milch gewonnen und besteht aus Glukose und Galaktose.

Reissirup

Im Vergleich zu einigen anderen Süßungsmitteln hält sich der Eigengeschmack vom Reissirup in Grenzen und wird sogar als geschmacksneutral beschrieben. Somit eignet er sich für eine Vielzahl unterschiedlicher Gerichte, sei es als Brotaufstrich, zum Verfeinern von Soßen oder auch zum Backen.

Die Süßungskraft ist etwas geringer als die vom Haushaltszucker. In der Regel wird 1,5 Mal so viel Reissirup genommen wie Haushaltszucker.

Weil Reissirup weder Fructose noch Gluten enthält, ist er ein beliebtes Süßungsmittel bei Personen mit entsprechenden Nahrungsmittelintoleranzen.

Reissirup enthält Mehrfachzucker, die vom Körper zunächst in Einfachzucker umgewandelt werden müssen, bevor sie weiter verwertet werden können. Dies hat den Vorteil, dass kein plötzlicher Anstieg des Blutzuckerspiegels erfolgt, sondern ein ausgeglichener Zuckerstoffwechsel stattfindet.

Ein weiterer Vorteil des Reissirups besteht in seinem hohen Nährstoffgehalt wie unter anderem Eisen, Calcium, Magnesium.

Auf Bestellung ist der Sirup in vielen Reformhäusern und Naturkostläden erhältlich, ansonsten ist er auch über spezialisierte Internetshops zu bekommen.

Sirup

Zu den heutzutage erhältlichen Sirupsorten zählen u. a. Ahornsirup, Reissirup, Birnendicksaft und Rübensirup. Im Vergleich zu herkömmlichem Haushaltszucker verfügt Sirup in der Regel über einen vergleichsweise hohen Mineralstoffanteil.

Sorbit (E420)

Sorbit kommt von Natur aus in verschiedenen Obst- und Gemüsesorten vor wie insbesondere in Kirschen, Zwiebeln, Artischocken und Äpfeln. Sorbit ist ein Zuckeralkohol und auch bekannt als kalorienarmer Zuckeraustauschstoff. Er wird im Körper in Fructose umgewandelt. Sorbit wird auch aus bestimmten Zuckerersatzstoffen freigesetzt wie z. B. Isomalt®.

Sorbit wird oft in Kaugummi, Süßigkeiten, Softdrinks, Milchmixgetränken und Fertiggerichten verwendet. Aufgrund der extrem wenigen Kalorien im

Vergleich zu Haushaltszucker wird Sorbit auch in so genannten Light-Produkten, Diabetikerlebensmitteln, Diätjoghurts, -konfitüren und –puddings sehr häufig als Zuckeraustauschstoff eingesetzt. Darüber hinaus ist Sorbit auch ein beliebter Zusatzstoff, um Lebensmittel länger haltbar zu machen wie z. B. bei Toastsorten.

Übermäßiger Sorbit-Verzehr wirkt abführend und blähungsfördernd.

Stevia

Stevia ist zweifelsohne das Süßungsmittel natürlichen Ursprungs schlechthin, das in den vergangenen Jahren für Furore gesorgt und inzwischen auch eine hohe Akzeptanz erreicht hat. War Stevia zuvor schon mehrere Jahrhunderte lang das Süßungsmittel südamerikanischer Indianer, die Stevia für ihre Speisen und Tees verwendeten, dauerte es dennoch eine lange Zeit, bis Stevia auch in EU-Ländern zugelassen wurde. Erst seit ungefähr zwei Jahren ist Stevia auch in Deutschland offiziell als Süßungsmittel zugelassen.

Stevia wird aus einer ursprünglich in Paraguay beheimateten Steviapflanze gewonnen. Das in den getrockneten Blättern enthaltende Steviosid verfügt über eine sehr intensive Süßkraft und ist ca. 300 Mal süßer als Zucker. Somit sollte man mit der Dosierung sehr sorgfältig umgehen und anfangs lieber etwas vorsichtiger würzen, bis man schließlich den persönlich passenden Geschmack erhält. Trotz der starken Süßkraft ist Stevia fast kalorienfrei.

Aber nicht nur die fehlenden Kalorien machen Stevia zu einem so beliebten Süßungsmittel, sondern auch der hohe Nährstoffgehalt. Denn immerhin enthält Stevia wertvolle Mineralstoffe und Spurenelemente wie unter anderem Mangan, Zink, Magnesium und Calcium.

Der Geschmack von Stevia ist ein bisschen gewöhnungsbedürftig, und nicht jeder kann sich mit diesem lakritzähnlichen Eigengeschmack anfreunden. Allerdings zeigt sich innerhalb kurzer Zeit meistens ein Gewöhnungsprozess, innerhalb dessen man sich an den Geschmack anpasst.

Traubenzucker

Traubenzucker wird auch als Dextrose oder Glukose bezeichnet und kommt als natürlicher Zucker in vielen Obstsorten vor. Industriell wird er häufig aus Mais oder Kartoffelstärke gewonnen.

Traubenzucker hat den großen Nachteil, dass er durch seinen extrem hohen glykämischen Index für einen sehr rasanten Anstieg des Blutzuckerspiegels sorgt und damit die Bauchspeicheldrüse stark beansprucht. Traubenzucker zählt zu den sehr gut verträglichen natürlichen Süßungsmitteln, dennoch sollte man auf einen übermäßigen Verzehr verzichten, weil er sonst abführend wirkt.

Auch der intensive Eigengeschmack trägt dazu bei, dass der Traubenzucker nicht immer als das zu bevorzugende Süßungsmittel in Betracht kommt.

Xylit (E967)

Xylit hört sich im ersten Moment zwar wie eine künstliche Substanz an, dennoch verbirgt sich hinter diesem Namen ein ganz natürliches Süßungsmittel, das aus Pflanzen gewonnen wird. Ursprünglich wurde Xylit in Finnland auf der Basis der Birkenrinde hergestellt, heute sind auch faserreiche Obst- und Gemüsesorten wichtige Lieferanten.

Die Intensität der Süßkraft und der Geschmack sind mit der des Haushaltszuckers vergleichbar, allerdings enthält Xylit 40 % weniger Kalorien und sorgt für einen ausgeglichenen Blutzuckerspiegel.

Obwohl sich Xylit zum Kochen und Backen gleichermaßen eignet, wird es hier bislang noch wenig verwendet.

Empfehlenswerte Lebensmittel zum ausgiebigen Verzehr

- Ananas
- Aprikosen
- Artischocke
- Auberginen
- Basilikum
- Beerenfrüchte
- Blaubeeren
- Blumenkohl
- Brokkoli (enthält u. a. viel Calcium)
- Brombeeren
- Buttermilch
- Champignons
- Chinakohl
- Curcuma
- Curry
- Dill
- Dorsch
- Erdbeeren
- Estragon
- Fenchel (enthält u. a. viel Calcium)
- fettarme Produkte
- Forelle
- Garnelen

- Gewürze
- Grapefruit
- Grünkohl (enthält u. a. viel Calcium)
- Hanföl
- Hecht
- Heilbutt
- Hering
- Himbeeren
- Ingwer
- Joghurt 1,5 % Fett
- Kabeljau
- Kaltwasserfische
- Käsesorten bis 30 % F.i.Tr.
- Kartoffelpüree
- Kerbel
- Knoblauch
- Kräuter, frische
- Krustentiere
- Kürbis
- Lachs
- Leinöl
- Magerquark
- Mango

- Makrele
- Mangold (enthält außer-
  dem viel Calcium)
- Möhren
- Muscheln
- Olivenöl
- Papaya
- Paprikaschoten
- Pellkartoffeln
- Perillaöl
- Petersilie
- Pfifferlinge
- Pfirsiche
- Pflaumen
- Radieschen
- Rhabarber
- Rollmops
- Rosenkohl
- Rosmarin
- Rotbarsch
- Rotkohl
- Salzkartoffeln
- Sanddorn
- Sardinen
- Schalentiere

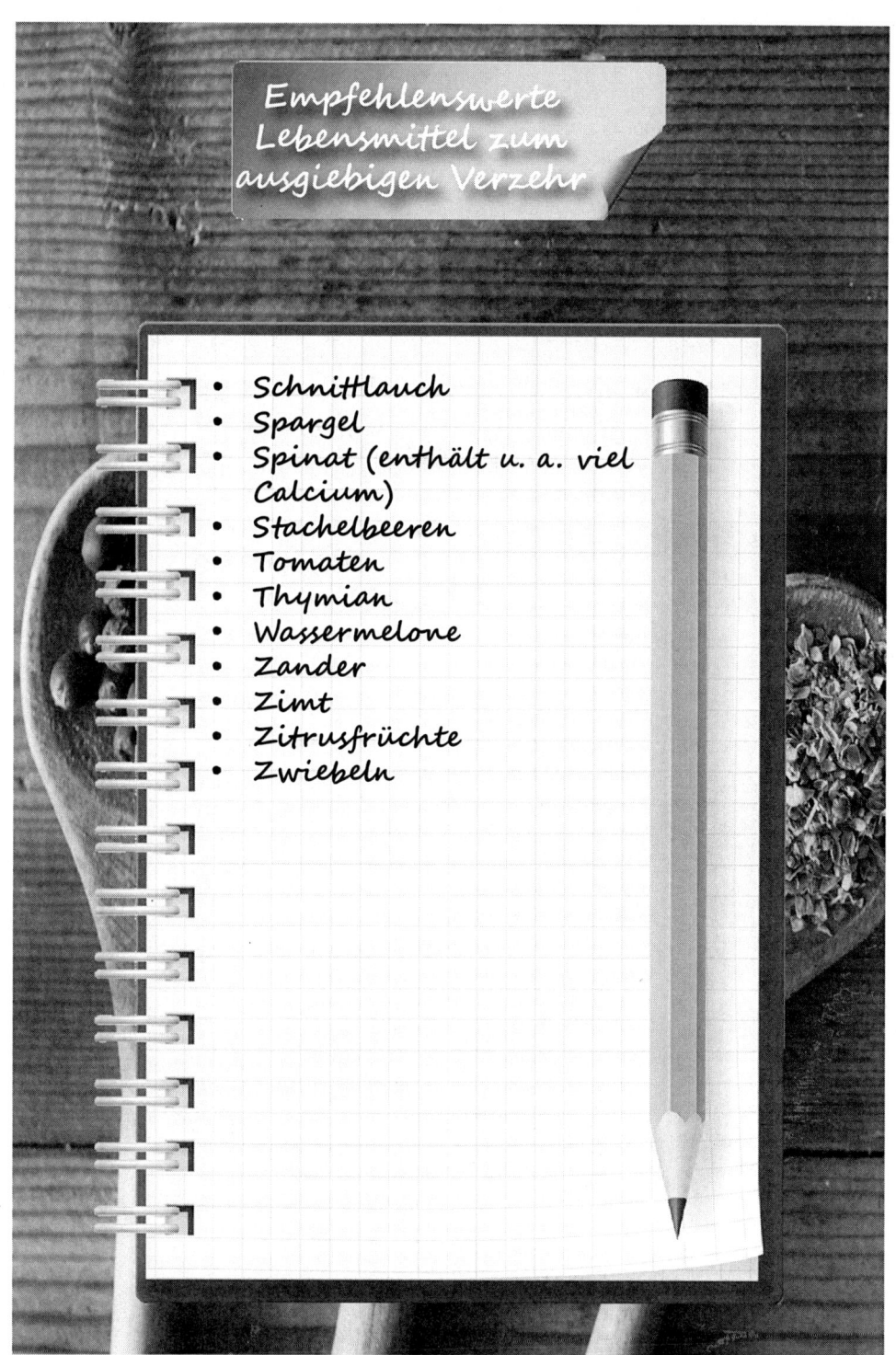

Empfehlenswerte Lebensmittel zum ausgiebigen Verzehr

- Schnittlauch
- Spargel
- Spinat (enthält u. a. viel Calcium)
- Stachelbeeren
- Tomaten
- Thymian
- Wassermelone
- Zander
- Zimt
- Zitrusfrüchte
- Zwiebeln

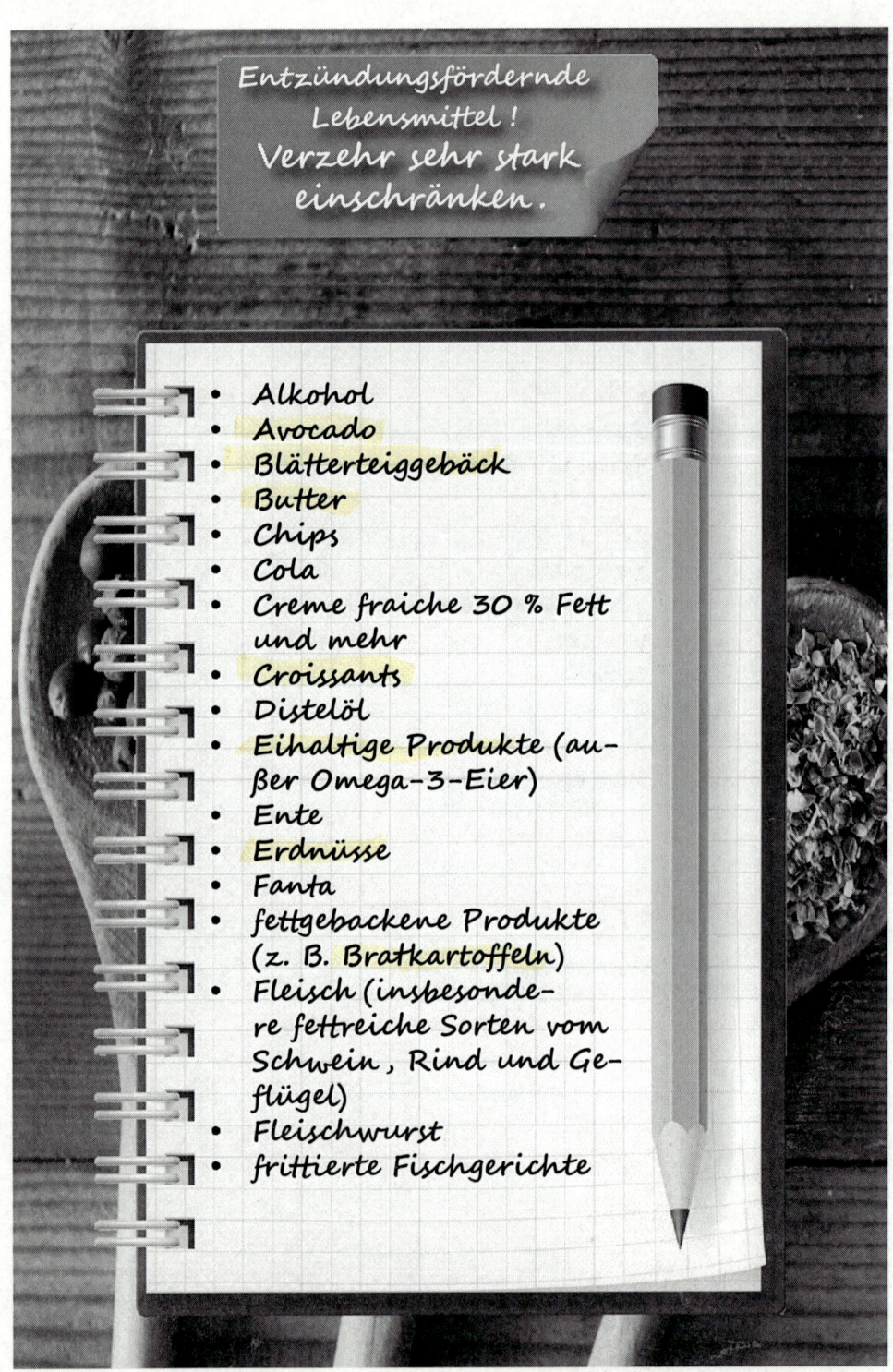

Entzündungsfördernde Lebensmittel!
Verzehr sehr stark einschränken.

- Alkohol
- Avocado
- Blätterteiggebäck
- Butter
- Chips
- Cola
- Creme fraiche 30 % Fett und mehr
- Croissants
- Distelöl
- Eihaltige Produkte (außer Omega-3-Eier)
- Ente
- Erdnüsse
- Fanta
- fettgebackene Produkte (z. B. Bratkartoffeln)
- Fleisch (insbesondere fettreiche Sorten vom Schwein, Rind und Geflügel)
- Fleischwurst
- frittierte Fischgerichte

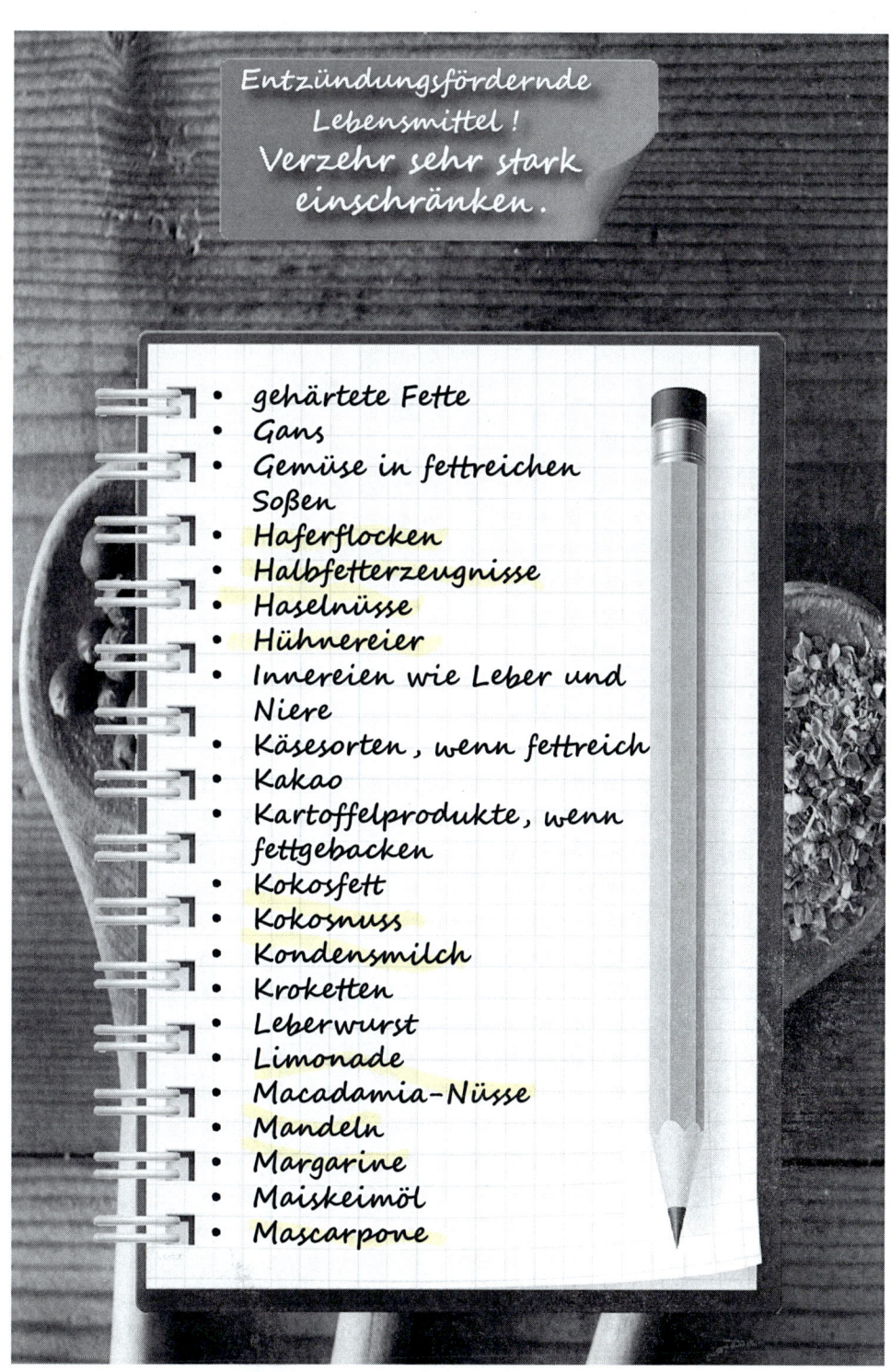

**Entzündungsfördernde Lebensmittel !
Verzehr sehr stark einschränken.**

- gehärtete Fette
- Gans
- Gemüse in fettreichen Soßen
- Haferflocken
- Halbfetterzeugnisse
- Haselnüsse
- Hühnereier
- Innereien wie Leber und Niere
- Käsesorten, wenn fettreich
- Kakao
- Kartoffelprodukte, wenn fettgebacken
- Kokosfett
- Kokosnuss
- Kondensmilch
- Kroketten
- Leberwurst
- Limonade
- Macadamia-Nüsse
- Mandeln
- Margarine
- Maiskeimöl
- Mascarpone

- Mayonnaise
- Milchprodukte, fettreiche (z. B. Butter, Sahne, Käsesorten mit über 45 % Fett)
- Nudeln mit Ei
- Pistazien
- Pommes Frites
- Pralinen
- Sahnetorten
- Salami
- Schmalz
- Schokolade
- Sesam
- Sesamöl
- Sonnenblumenkerne
- Sonnenblumenöl
- Speck
- Suppenhuhn
- Traubenkernöl
- Vollkornprodukte
- Vollkornreis
- Walnüsse
- Walnussöl

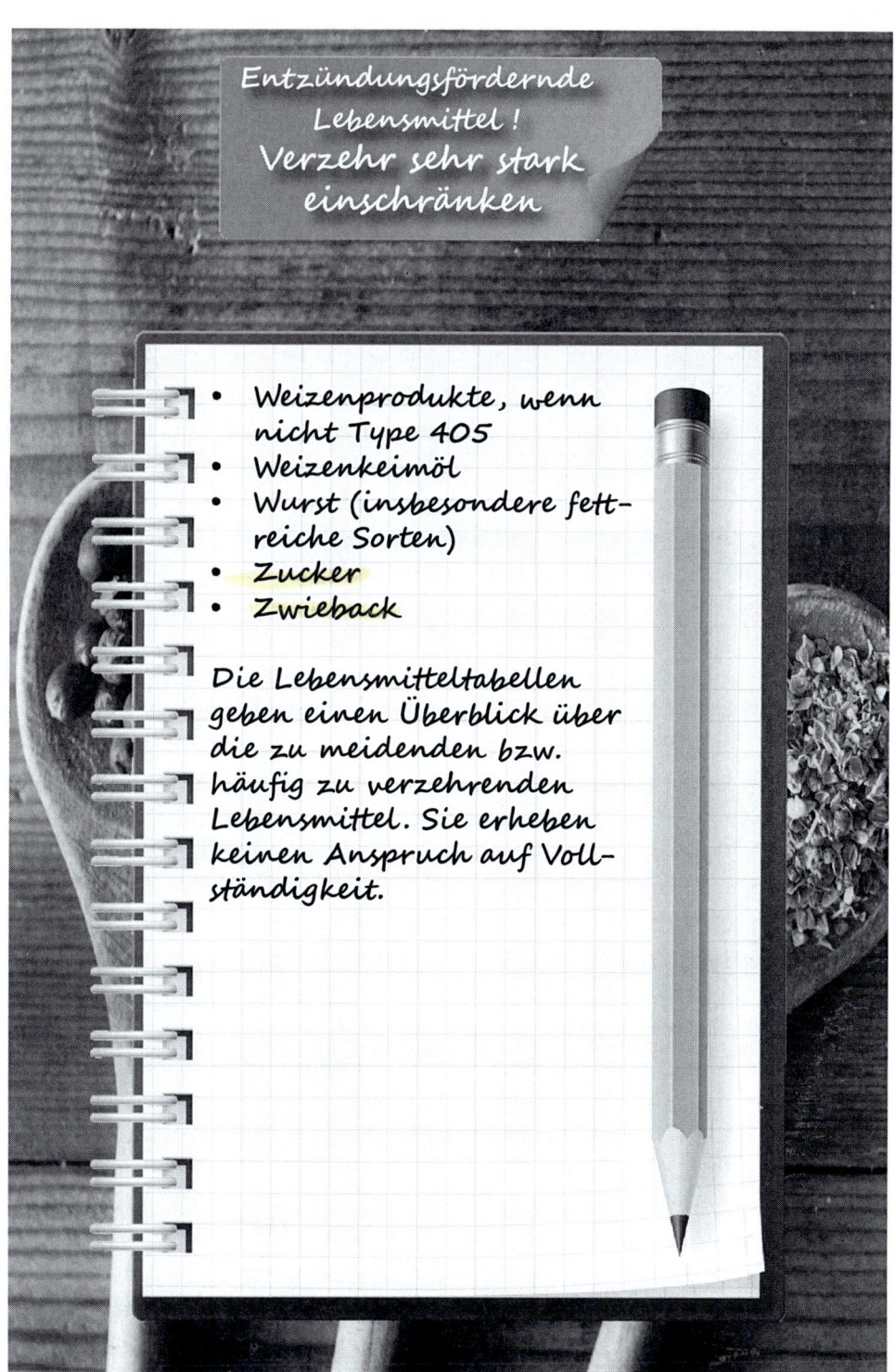

**Entzündungsfördernde Lebensmittel !
Verzehr sehr stark einschränken**

- Weizenprodukte, wenn nicht Type 405
- Weizenkeimöl
- Wurst (insbesondere fett-reiche Sorten)
- Zucker
- Zwieback

Die Lebensmitteltabellen geben einen Überblick über die zu meidenden bzw. häufig zu verzehrenden Lebensmittel. Sie erheben keinen Anspruch auf Voll-ständigkeit.

Tipps

- Im Mittelpunkt einer sich günstig auswirkenden Polymyalgia-Ernährungsweise steht die Einschränkung der entzündungsfördernden Arachidonsäure und Linolsäure.
- Eine durchschnittliche fleischhaltige Mahlzeit enthält bis zu 400 mg Arachidonsäure, der tägliche Verzehr sollte allerdings deutlich unter 50 mg liegen.
- Die Arachidonsäure ist ausschließlich in Lebensmitteln tierischen Ursprungs enthalten, sodass man insbesondere auf Fleisch und tierische Fette wie Schweine- und Entenschmalz sowie Bratenfett, aber auch auf Eigelb verzichten sollte. Fleischportionen sollten nur einmal wöchentlich auf dem Speiseplan stehen.
- Die Basis der Polymyalgia-Ernährungsweise bildet eine vegetarische Ernährungsweise, angereichert mit Fischgerichten, deren Verzehr so oft wie möglich erfolgen sollte. Im Gegensatz zu Fleisch enthalten die meisten Fischsorten die hochwertige Linolensäure, die als Gegenspieler der Arachidonsäure auftritt und deren negativen Auswirkungen quasi kompensiert.
- Ein Verzicht auf Fertiggerichte ist bei einer gesundheitsbewussten Ernährungsweise eigentlich selbstverständlich. Die Speisen sollten stattdessen möglichst selbst hergerichtet werden, denn dies bietet die beste Gewähr dafür, dass viele frische Lebensmittel enthalten sind.
- Wenn Sie Ihren Speiseplan durch eigenständig erstellte Rezepte erweitern möchten, orientieren Sie sich bei der Auswahl der Lebensmittel stets am jeweiligen Gehalt der Arachidonsäure und Linolsäure.
- Bei Nudelprodukten sollten Sie darauf achten, dass diese eifrei hergestellt wurden. Meistens wird man bei den italienischen Nudelanbietern fündig.
- Um möglichst viele Antioxidantien aufzunehmen, verwenden Sie häufig frische Kräuter und bunte Gewürze wie Curcuma, Curry und Ingwer.
- Damit der tägliche Verzehr von bis zu fünf Portionen zuverlässig in den Alltag integriert wird, sollten Obst und Gemüse einen festen Platz im täglichen Speiseplan bekommen.
- Die bei einer Polymyalgia empfohlene Ernährungsweise bewirkt bei vielen Patienten den zumeist erfreulichen Nebeneffekt, dass es automatisch zu einer Gewichtsabnahme kommt. Diese wiederum wirkt sich auf verschiedenen Ebenen positiv auf den Gesundungsprozess aus, besonders interessant ist bei der Polymyalgia jedoch die Reduzierung des Bauchfettes, da

dieses dafür bekannt ist, ebenfalls Entzündungsstoffe auszuschütten.

- Das Trinken von Kaffee sollte eingeschränkt werden, da Kaffee sich ungünstig auf die Entzündungsprozesse auswirkt. Stattdessen sind Kräuter- und Früchtetees zu empfehlen sowie calciumreiches und kohlensäurearmes Mineralwasser.
- Wer von Übergewicht betroffen ist, sollte sich ernsthaft bemühen, die übermäßigen Kilos dauerhaft loszuwerden. Hiervon profitiert die gesamte Gesundheit und nicht nur allein die Polymyalgia. Insbesondere die Gelenke werden es auf Dauer danken.
- Bei der Behandlung der Polymyalgia kommt der Osteoporose-Vorbeugung eine große Bedeutung zu, weil viele Patienten über einen langen Zeitraum hinweg hochdosierte Cortisonmedikamente einnehmen. Neben der gezielten Einnahme von Nahrungsergänzungsmitteln wie Calcium und Vitamin D sollte auch die Ernährungsweise dieses Thema berücksichtigen wie durch Fischverzehr und Milchprodukte. Letztere sollten allerdings fettarm sein, damit sie keine Arachidonsäure enthalten. Auch ein täglich 30-minütiger Aufenthalt an der frischen Luft trägt durch eine verbesserte Vitamin D-Bildung zur Vorbeugung der Osteoporose bei.
- Gerade der Anfang einer Ernährungsumstellung erweist sich häufig als schwierig. Hier ist es sehr hilfreich, wenn man jederzeit sogenannte „Anstatt"-Lebensmittel bereit hält. Anstatt einem Schokoriegel essen Sie nun einen Apfel, eine Birne oder eine Kohlrabi. Die fettige Wurst ersetzen Sie durch vegetarischen Brotaufstrich und das Fleisch durch Fisch. Stolperfallen wie eine stetig sichtbare Schale mit Süßigkeiten sollte gegen eine Obstschale ausgetauscht werden, und die abendlichen Fernsehchips werden durch ein Smoothie oder einen fettreduzierten Joghurt ersetzt.
- Überfordern Sie sich nicht, sondern lassen Sie sich die nötige Zeit, um sich an Ihre neue Ernährung zu gewöhnen. Es geht bei der Ernährungsumstellung nicht darum, diese übers Knie zu brechen, sich keine kleinen Sünden mehr zu erlauben und womöglich viel Lebensfreude einzubüßen, wenn der Verzicht auf liebegewonnene Gerichte als eine sehr schwere Bürde empfunden wird. Es kann nicht das Ziel sein, sich zu überfordern mit der Folge, dass man vorzeitig völlig frustriert aufgibt. Sehen Sie die Ernährungsumstellung lieber als einen Prozess, bei dem Sie Ihr großes Ziel, durch die Ernährungsweise gesünder zu werden, immer im Auge behalten.

- Ein gelegentlicher Kaffeeklatsch mit Ihren besten Freundinnen wird Ihren Erfolg sicherlich nicht beeinträchtigen, doch tägliche Sünden fordern ihren Tribut. Was nützt es, wenn Sie morgens viel gesundes Essen verzehren, um nachmittags durch Kaffee und Kuchen alles wieder zunichte zu machen? Bedenken Sie, dass nur eine weitestgehend konsequent eingehaltene gesunde Ernährungsweise den größten Erfolg ermöglicht.
- Machen Sie sich bewusst, dass Sie mit Ihrer Ernährungsweise ein probates Mittel in der Hand haben, mit dem Sie Ihre Polymalgia, im Gegensatz zu Medikamenten, ohne die Befürchtung von möglichen Nebenwirkungen günstig beeinflussen können.

Das sollten Sie auch wissen

Die in diesem Buch zusammengestellten Rezepte wurden nach allerbestem Wissen und Gewissen ausgewählt.

Die Rezepte können ohne großen Aufwand nachgekocht werden, sodass keine umfangreichen Vorkenntnisse erforderlich sind. Viele der ausgewählten Zutaten sind alltäglich, sodass keine Probleme auftreten sollten, diese zu beschaffen.

Auf die bekannten entzündungsfördernden Lebensmittel wie etwa fettreiches Fleisch, bestimmte Fette und Zucker wurde verzichtet.

Trotz der mit großem Bedacht zusammengestellten Rezepte bedeutet dieser Ernährungsratgeber nicht, eine tatsächliche Beschwerdefreiheit in den Händen zu halten. Wie Sie selbst zu genüge wissen, spielen bei einer schwerwiegenden Erkrankung wie der Polymyalgia viele Faktoren eine Rolle. Eine gezielte Ernährungsweise kann das Krankheitsgeschehen bei sehr vielen Patienten positiv beeinflussen, eine Garantie für einen derart guten Verlauf bedeutet sie jedoch nicht.

Nehmen Sie immer professionelle Hilfe in Anspruch. Erfahrungsgemäß sind viele Ärzte bezüglich Ernährungsfragen keine Experten, sodass es sinnvoll ist, sich mit entsprechenden Fragen an einen erfahrenen Ernährungsberater zu wenden, der sich mit rheumatischen Erkrankungen auskennt.

Bedenken Sie außerdem, dass wir als Herausgeber dieses Buches keine Haftung für die Rezepte übernehmen. Somit haftet der Herausgeber auch nicht für mögliche Fehlerteufel, die sich in das ein oder andere Rezept eingeschlichen haben könnten.

Alle in diesem Buch aufgeführten Lebensmittel wurden nach dem aktuellen medizinischen Wissensstand in Bezug auf die Polymyalgia verwendet.

Frühstücks-Rezepte
APFEL-MANDARINEN-MÜSLI

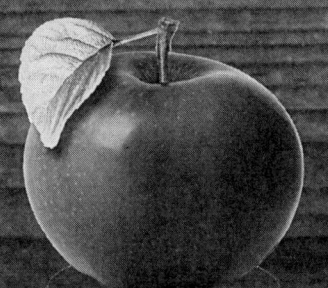

Zutaten:
1 Apfel, 2 Mandarinen, 1 Becher Naturjoghurt (fettreduziert), 2 EL Flocken aus poliertem Reis, Reissirup, Saft von einer ½ Zitrone

Zubereitung:
Waschen und raspeln Sie den ungeschälten Apfel. Schälen Sie die Mandarinen, und schneiden Sie das Fruchtfleisch klein. Geben Sie das Obst zusammen mit den restlichen Zutaten in eine Schüssel, und verrühren Sie diese.

MILCHREIS MIT MANDARINEN

Zutaten:
500 ml Milch (fettreduziert), 200 g Milchreis, 4 EL Reissirup, ½ Vanilleschote, 5 Mandarinen, 20 g Flocken aus poliertem Reis, 1 Prise Salz

Zubereitung:
Bringen Sie die Milch zum Kochen und geben Sie den Reis, Reissirup, das Salz und die Vanilleschote hinzu. Rühren Sie alles kräftig um, und lassen Sie es bei geringer Hitze ca. 30 Minuten lang aufquellen. Schälen Sie die Mandarinen, und zerkleinern Sie die Mandarinenstückchen. Entnehmen Sie die Vanilleschote, rühren Sie die Mandarinenstückchen zusammen mit den Reisflocken unter den gar gekochten Milchreis.

Frühstücks-Rezepte
APRIKOSEN-MÜSLI

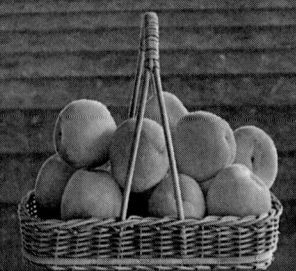

Zutaten:
1 Becher Naturjoghurt (fettreduziert), 4 reife Aprikosen, 3 EL Flocken aus po-
liertem Reis, 1 EL Reissirup

Zubereitung:
Waschen und entkernen Sie die Aprikosen. Schneiden Sie
diese in mundgerechte Stücke, und verrühren Sie sie mit
dem Joghurt, dem Reissirup und den Reisflocken.

OBSTBROT MIT BANANEN UND PFIRSICHEN

Zutaten:
1 große Banane, 3 große frische Pfirsiche, 2 Scheiben
Brot (Weizenmehl, Type 405
oder Roggenmehl, Type 815),
5 TL Zitronensaft, 2 TL Flocken aus poliertem Reis

Zubereitung:
Zerdrücken Sie die
geschälte Banane
mit einer Gabel,
und beträufeln Sie
diesen Brei mit
etwas Zitronensaft.
Streichen Sie den
Bananenbrei auf
die Brotscheiben.

Waschen und halbieren Sie die Pfirsiche. Schneiden Sie
sie dann in feine Scheiben, und legen Sie diese auf den
Bananenbrei. Bestreuen Sie die Brote mit den Reisflocken.

Frühstücks-Rezepte
SANDDORNSAFT-MÜSLI MIT REISFLOCKEN

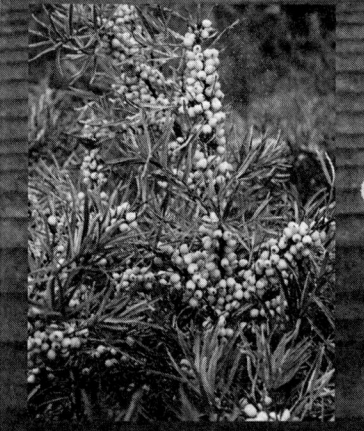

Zutaten:
1 Becher Naturjoghurt (fett-reduziert), ½ Apfel, 5 EL Flocken aus poliertem Reis, 3 EL Sanddornsaft, 1 TL Reissirup, 1 TL Zitronen-saft

Zubereitung:
Raspeln Sie die geschälte Apfelhälfte, und beträufeln Sie diese mit etwas Zitronensaft.
Geben Sie dann alle Zutaten in eine Schüssel, und ver-rühren Sie diese zu einem Müsli.

QUARKMÜSLI MIT GEMISCHTEM OBST

Zutaten:
1 Nektarine, ½ Banane, 1 Apfel, 10 EL Magerquark, 2 EL Mais-Frühstücks-flocken, 1 TL Honig, etwas Zitronen-saft

Zubereitung:
Rühren Sie den Quark mit etwas Wasser und dem Honig cremig. Schneiden Sie das Obst in kleine Stücke, und rühren Sie diese zusammen mit den Mais-Frühstücksflocken unter den Quark. Schmecken Sie das fertige Müsli mit etwas Zitronensaft ab.

Brotaufstriche
APRIKOSENKONFITÜRE

Zutaten:

300 g frische Aprikosen,
200 g Honig, ½ TL Zimt

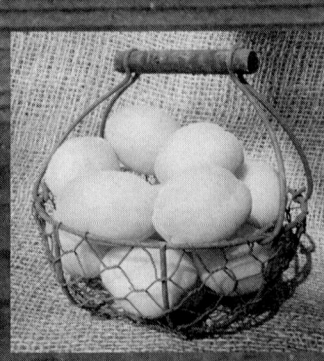

Zubereitung:
Entsteinen Sie die gewaschenen und halbierten Apriko-
sen. Geben Sie alle Zutaten in einen Mixer und pürieren
Sie diese.

BROKKOLIBROTAUFSTRICH

Zutaten:
80 g Brokkoli, 80 g Hüttenkäse, ½ Bund Schnittlauch, 2
EL Leinöl, 2 EL Zitro-nen-
saft, 1 Knoblauchzehe, etwas
Salz

Zubereitung:
Reinigen Sie den
Brokkoli, und schnei-
den Sie ihn in mund-
gerechte Röschen. In
kochendem Salzwas-
ser garen Sie ihn ca. 5
Minuten. Gießen Sie
das Wasser ab, und
kühlen Sie den

Brokkoli kurz mit kaltem Wasser ab. Geben Sie den Brokkoli,
Hüttenkäse, Zitronensaft, den fein gehackten Knoblauch und
das Leinöl in eine Schüssel, und pürieren Sie alles mit einem
Pürierstab. Heben Sie den fein gehackten Schnittlauch unter,
und schmecken Sie den Brotaufstrich mit etwas Salz ab.

Brotaufstriche
FISCHCREME

Zutaten:
100 g gekochter Kabeljau, 2 EL Crème fraîche (fettreduziert), 1 EL gekochte Erbsen, 2 Zitronenscheiben, etwas Pfeffer

Zubereitung:
Zerkleinern Sie den gekochten Kabeljau mit einer Gabel, und vermischen Sie das Fischfleisch mit den gekochten Erbsen, der Crème fraîche und dem Pfeffer. Die Fischcreme schmeckt besonders gut zu getoastetem Brot (Weizenmehl, Type 405 oder Roggenmehl, Type 815) oder zu Pellkartoffeln.

BROMBEER-HONIG-MARMELADE

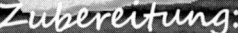

Zutaten:
500 g Brombeeren, 150 g Honig, ½ TL Zimt

Zubereitung:

Pürieren Sie die Brombeeren mit einem Stabmixer, und geben Sie den Honig und Zimt hinzu. Mixen Sie so lange, bis eine cremige Masse entstanden ist.

Brotaufstriche
KARTOFFELCREME

Zubereitung:
Waschen Sie die Kartoffeln gründlich ab, und kochen Sie sie als Pellkartoffel gar. Lassen Sie kurz abdampfen und entfernen Sie die Pelle. Drücken Sie die Kartoffeln durch eine Kartoffelpresse

Zutaten:
500 g mehlig kochende Kartoffeln, 100 ml Sahne (fettreduziert), 1 große Zwiebel, 200 ml saure Sahne (fettreduziert), etwas Salz und Pfeffer, 1 Bund Schnittlauch

und lassen Sie die Kartoffeln abkühlen.
Schneiden Sie die Zwiebel in kleine Würfel, vermischen Sie diese mit den Kartoffeln, und rühren Sie die saure Sahne unter. Geben Sie so viel von der süßen Sahne hinzu, bis eine geschmeidige Kartoffelcreme entsteht. Schmecken Sie die Creme mit etwas Salz und Pfeffer ab. Zum Servieren dekorieren Sie die Kartoffelcreme mit dem kleingeschnittenen Schnittlauch.

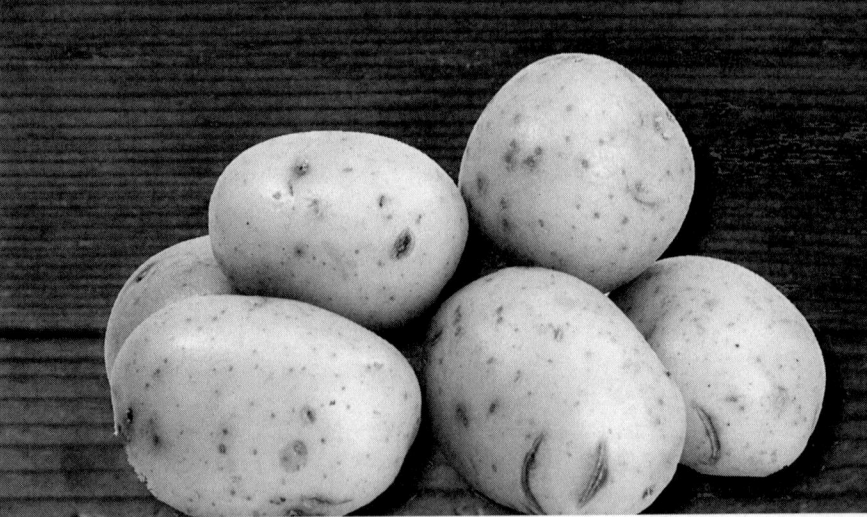

Brotaufstriche
KARTOFFELMÖHREN-BROTAUFSTRICH

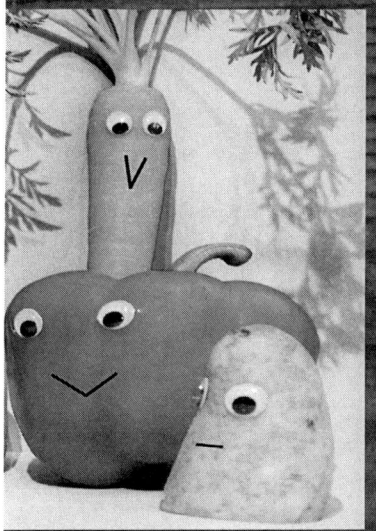

Zutaten:
250 g mehlig kochende Kartoffeln, 200 g Möhren, 1 kleine Zwiebel, ½ Bund Petersilie, 1 EL Zitronensaft, 1 TL Olivenöl, etwas Salz, Wasser

Zubereitung:

Schälen und waschen Sie die Kartoffeln und Möhren. Schneiden Sie das Gemüse in kleine Würfel, und kochen Sie es mit etwas Wasser, den abgeschnittenen Petersilienstielen und etwas Salz auf. Bei kleiner Hitze lassen Sie es ca. 15 Minuten im zugedeckten Topf garen.
Lassen Sie das Gemüse etwas abkühlen, schneiden Sie die Zwiebel in Würfel, und pürieren Sie alles mit der restlichen Petersilie. Mischen Sie das Öl und den Zitronensaft unter.

Brotaufstriche
THUNFISCHPASTE

Zutaten:
1 Dose Thunfisch, 250 g Magerquark, 1 kleines Stück Gurke, etwas Schnittlauch, Salz, Pfeffer und Muskat

Zubereitung:

Entkernen Sie das Stück Gurke, und schneiden Sie dieses in kleine Würfel. Füllen Sie den Thunfisch in eine Schale und zerdrücken Sie ihn mit einer Gabel. Geben Sie den Quark, die Gurkenwürfel und den klein geschnittenen Schnittlauch hinzu und verrühren Sie alles. Schmecken Sie die Thunfischpaste mit Muskat, Salz und Pfeffer ab.

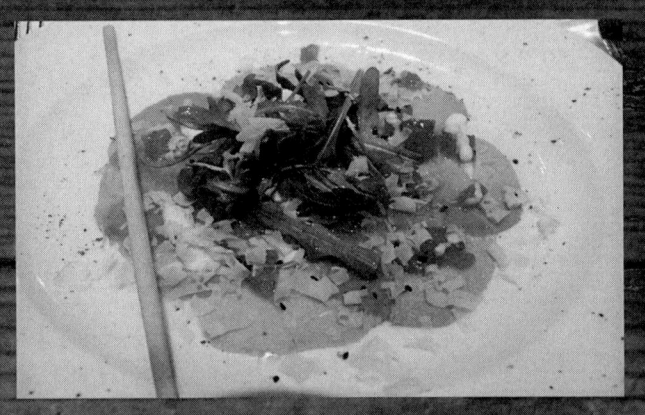

Brotaufstriche
SCHNITTLAUCHQUARK

Zubereitung:
Reinigen Sie den Schnittlauch und schneiden ihn klein. Geben Sie den Quark, hinzu und schmecken Sie alles mit Pfeffer ab.

Zutaten:

100 g Magerquark, 1 Bund Schnittlauch, etwas Pfeffer

Tipp: Der Schnittlauchquark eignet sich gut als Aufstrich für Brot und Knäckebrot, aber auch als Dip für Gemüsestreifen ist er sehr lecker.

GURKEN-KNOBLAUCH-QUARK

Zutaten
350 g Magerquark, ½ halbe Gurke, ½ Zitrone, 1 EL Olivenöl, 3 Knoblauchzehen, Salz, Pfeffer

Zubereitung:
Schälen Sie die Gurke, halbieren Sie diese und schaben Sie die Kerne mit einem Löffel heraus. Raspeln Sie die Gurkenhälften auf einer Gemüsereibe, und drücken Sie die Raspeln gut aus. Verrühren Sie den Quark mit dem ausgepressten Zitronensaft und würzen Sie mit Salz und Pfeffer. Pressen Sie den geschälten Knoblauch mit einer Knoblauchpresse, sodass Sie ihn im Quark einrühren können. Heben Sie die Gurkenraspeln unter. Schmecken Sie mit etwas Salz und Pfeffer ab. Bewahren Sie den Gurken-Knoblauch-Quark bis zum Verzehr im Kühlschrank auf.

Brotaufstriche
TOMATENCREME

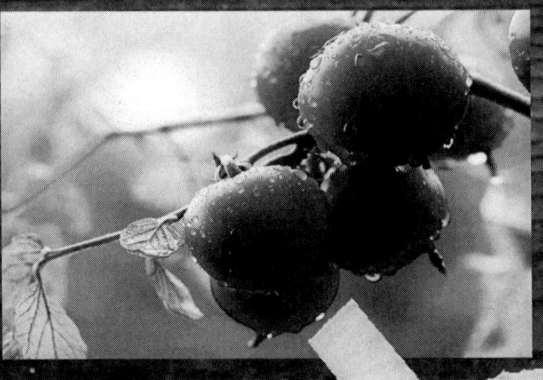

Zutaten:
200 g Tomatenmark, 30 g Weizenmehl (Type 405), 250 ml Milch (fettre-duziert), 15 ml Olivenöl, ½ Zwiebel, ½ TL Thymian, ½ TL Basilikum, etwas Salz und Pfeffer

Zubereitung:

Dünsten Sie die in Würfel geschnittene Zwiebel in einem mit Öl erhitzten Topf an. Bei niedriger Stufe rühren Sie das Mehl unter, und geben nach und nach die weiteren Zutaten hinzu. Lassen Sie ca. 15 Minuten lang köcheln. Wenn die Creme zu fest ist, etwas mehr Milch hinzugeben. Mit Salz und Pfeffer abschmecken und abkühlen lassen. Guten Appetit!

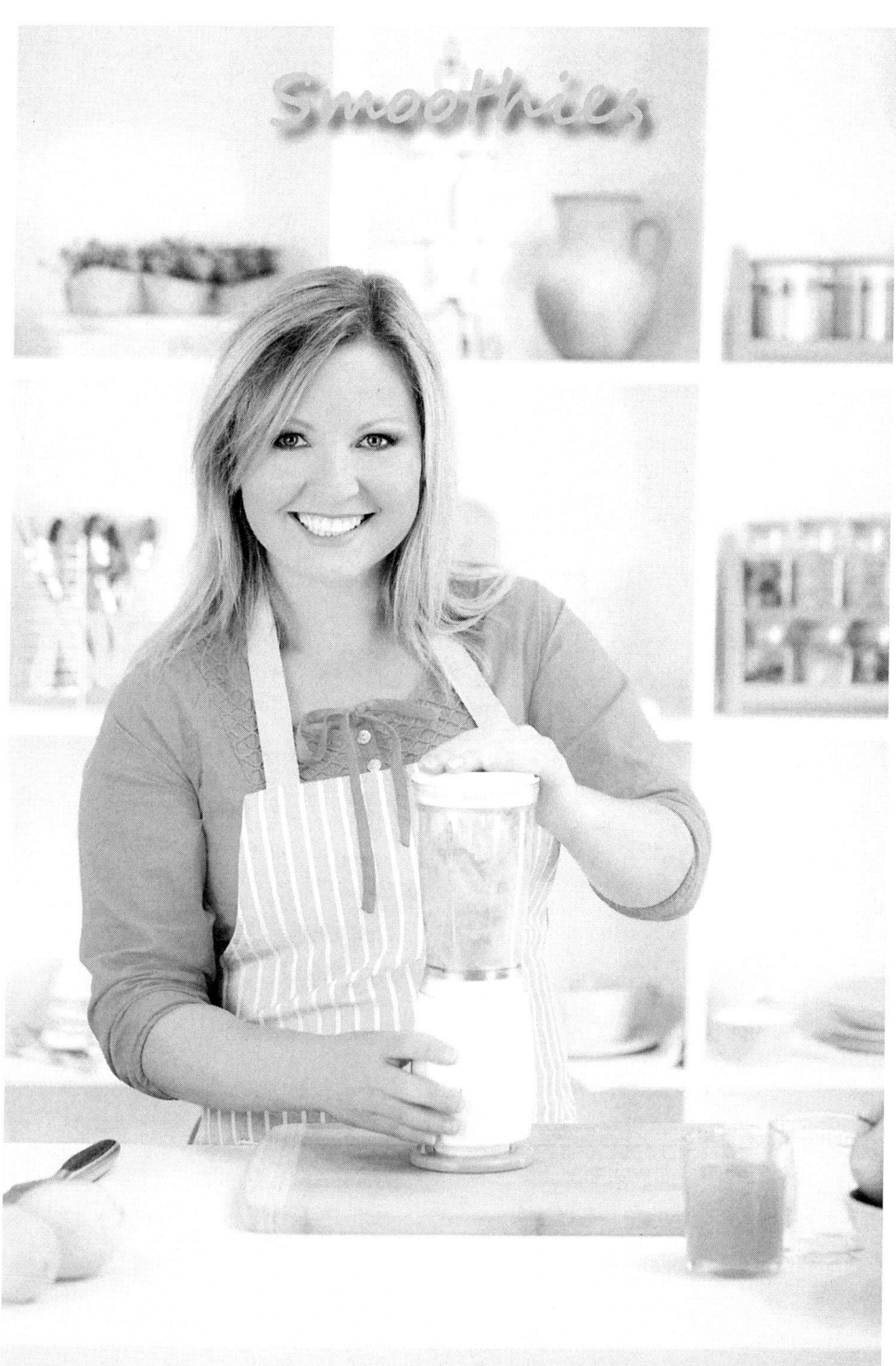

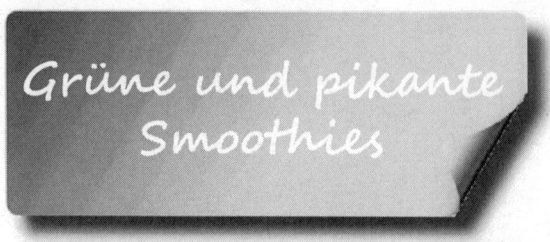

Grüne und pikante Smoothies

Brokkoli-Spinat-Smoothie

Zutaten:

150 g Brokkoli, 100 g Spinat, 1 Apfel, 1 TL Leinöl, 200 ml Wasser, 1 TL Spirulinaalgen

Zubereitung:

Geben Sie das gewaschene und in grobe Stücke zerkleinerte Gemüse zusammen mit dem Apfel und den weiteren Zutaten in den Mixer. Pürieren Sie nach Belieben.

Gurken-Spinat-Smoothie

Zutaten:

250 g frischer Spinat, ½ Salatgurke, 1 TL Moringapulver, 2 EL frische Kresse, 2 Sellerieknollen, ¼ Liter Wasser

Zubereitung:

Schneiden Sie den geputzten Spinat in Streifen, und geben Sie diese zusammen mit der klein geschnittenen Salatgurke, dem gewürfelten Sellerie und den restlichen Zutaten in den Mixer.

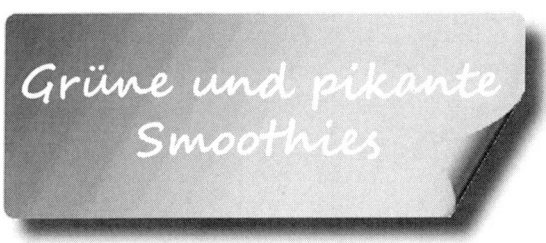

Grüne und pikante Smoothies

Kohlrabi-Salat-Smoothie

Zutaten:

1 Kohlrabi, ¼ Eisbergsalat, 1 EL Spirulinaalgen, etwas Schnittlauch, 2 Blätter Basilikum, ¼ Liter Wasser

Zubereitung:

Geben Sie den in Würfel geschnittenen Kohlrabi und in Streifen geschnittenen Eisbergsalat zusammen mit den weiteren Zutaten in den Mixer. Mixen Sie so lange, bis die gewünschte Konsistenz erreicht ist.

Löwenzahn-Smoothie

Zutaten:

Löwenzahn (eine Handvoll), ¼ grüner Salat, ¼ Liter Wasser, 1 EL Spirulinaalgen

Zubereitung:

Geben Sie den klein geschnittenen Löwenzahn und grünen Salat zusammen mit dem Wasser und den Spirulinaalgen in einen Mixer. Vermengen Sie so lange, bis Sie die gewünschte Konsistenz erreicht haben.
Tipp: Die jungen Blätter, die vor der Blütezeit heranwachsen, sind nicht so bitter wie ältere Blätter. Beim Selbstpflücken sollte man darauf achten, dass man den Löwenzahn nicht an schadstoffbelasteten Standorten erntet wie z. B. am Straßenrand.

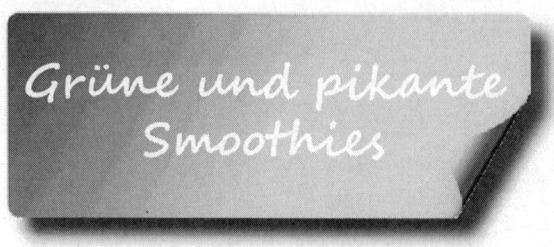

Grüne und pikante Smoothies

Mangold-Smoothie

Zutaten:

4 Mangoldblätter, 1 kleines Salatherz, 1 Stange Lauchzwiebeln, eine Handvoll Schnittlauch, 1 EL Spirulinaalgen, 1/4 Liter Wasser

Zubereitung:

Das klein geschnittene Gemüse geben Sie mit den restlichen Zutaten in den Mixer. Pürieren Sie nach Belieben.

Tomaten-Sellerie-Smoothie

Zutaten:

3 Tomaten, ½ Stange Sellerie (in Stücke geschnitten), 1 Stück Ingwer (fein gerieben), 1 EL Olivenöl, 100 ml Tomatensaft, ein Spritzer Tabasco

Zubereitung:

Überbrühen Sie die Tomaten mit kochendem Wasser, um die Haut abziehen zu können. Geben Sie die entstielten und in Stücke geschnittenen Tomaten zusammen mit den restlichen Zutaten in den Mixer. Mixen Sie so lange, bis Sie die gewünschte Konsistenz erreicht haben.

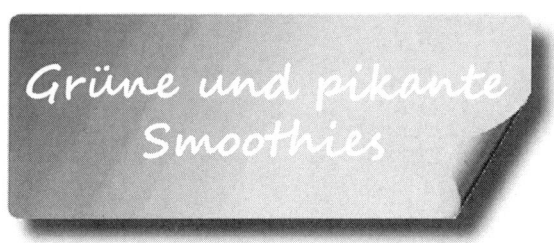

Grüne und pikante Smoothies

Salatherzen mit Joghurt

Zutaten:

1 mittelgroßes Salatherz, 150 g Naturjoghurt (fettreduziert), 1 EL Spirulinaalgen, 1 TL Moringapulver, 1 Tasse Wasser, etwas Salz und Pfeffer

Zubereitung:

Den gewaschenen und in Streifen geschnittenen Salat geben Sie zusammen mit den restlichen Zutaten in den Mixer. Pürieren Sie so lange, bis das Smoothie cremig ist.

Kiwi-Radieschenblatt-Smoothie

Zutaten:

2 Kiwi, Blätter von ½ Bund Radieschen, ½ Kohlrabi, je 1 TL Moringapulver, Spirulinaalgen und Leinöl, 100 ml Wasser

Zubereitung:

Geben Sie die geschälte und in Stücke geschnittenen Kiwis und Kohlrabi zusammen mit den restlichen Zutaten in den Mixer. Pürieren Sie so lange, bis die gewünschte Konsistenz erreicht ist.

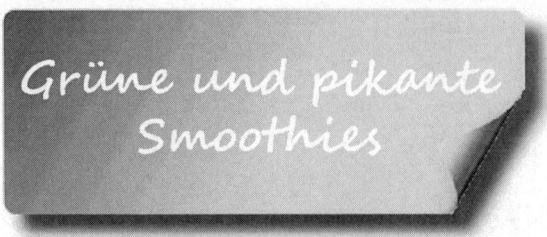
Grüne und pikante Smoothies

Rote Bete mit Tomate

Zutaten:

3 Tomaten, 2 Knollen Rote Bete, 100 ml Rote-Bete-Saft, etwas Salz und Pfeffer

Zubereitung:

Überbrühen Sie die Tomaten mit kochendem Wasser, um die Haut abziehen zu können. Geben Sie die entstielten und in Stücke geschnittenen Tomaten zusammen mit der geschälten und gewürfelten Roten Bete und den restlichen Zutaten in den Mixer. Pürieren Sie alles, bis die gewünschte Konsistenz erreicht ist.

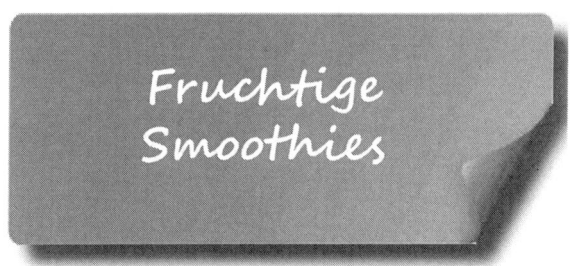

Papaya-Heidelbeer-Smoothie

Zutaten:
½ Papaya, 120 g frische Heidelbeeren, 1 Banane, 3 Eiswürfel, 50 ml Wasser

Zubereitung:
Geben Sie alle Zutaten in den Mixer, und pürieren Sie so lange, bis das Smoothie cremig ist.

Kiwi-Bananen-Smoothie

Zutaten:
2 Bananen, 3 Kiwis, 1 Apfel, 1 EL Zitronensaft, 1 kleines Stück Ingwer (fein geraspelt)

Zubereitung:
Geben Sie das klein geschnittene Obst zusammen mit dem Zitronensaft und Ingwer in den Mixer. Pürieren Sie, bis das Smoothie cremig ist.

Gekühlter Beeren-Smoothie

Zutaten:
je 100 g Brombeeren, Himbeeren und Johannisbeeren, 1 Banane, 3 Eiswürfel

Zubereitung:
Geben Sie alle Zutaten in den Mixer und rühren Sie so lange, bis das Smoothie cremig ist.

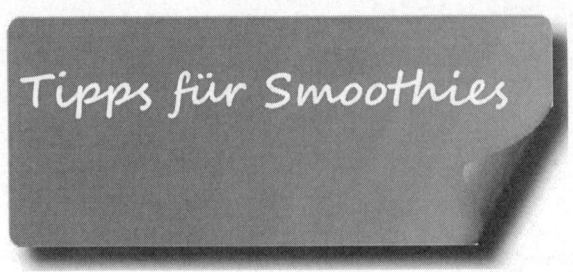

Tipps für Smoothies

Immer frisch
Bereiten Sie Ihren grünen Smoothie immer frisch. Vitamine verflüchtigen sich mit der Zeit, ein Zubereiten auf Vorrat ist nicht empfehlenswert. Vitamine sind sehr empfindlich, daher sollten Sie stets frisches Obst und Gemüse verwenden, um einen gesunden Nährwert zu erhalten.

Verwenden Sie Bio-Produkte (am besten vom Bauern)
Das ist zwar etwas teurer, aber sehr lohnenswert. Studien haben gezeigt, dass in Ökoprodukten oft ein vielfaches an Vitaminen, Spurenelementen und sonstigen Mikronährstoffen enthalten sind als in Produkten aus dem Discounter. Setzen Sie hier unbedingt richtige Prioritäten.

Nicht alles zu Brei
Bereiten Sie den Smoothie in mehreren Stufen. Erst das Grüne gut pürieren, anschließend das Obst auf mittlerer Stufe kurz hexeln, damit es ein wenig Biss behält und dann den Rest nur kurz unterheben auf Stufe 1. So hat man etwas zu kauen. Das erhöht den Genuss und ist besser für die Verdauung, da mehr Speichel produziert wird.

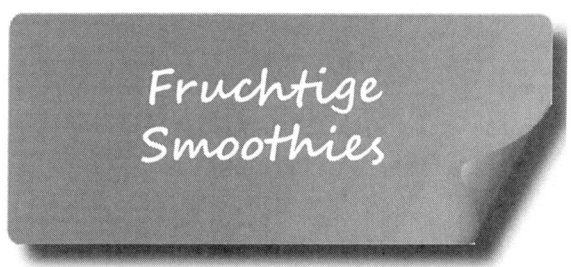

Fruchtige Smoothies

Bananen-Smoothie

Zutaten:
2 Bananen, 10 Eiswürfel, 1 TL Honig, 2 Prisen Zimt

Zubereitung:
Geben Sie die kleingeschnittenen Bananen mit allen weiteren Zutaten in einen Mixer, und rühren Sie das Smoothie so lange, bis es cremig ist.

Gekühltes Erdbeer-Smoothie

Zutaten:
200 g frische Erdbeeren, 2 TL frischer Zitronensaft, 6 Eiswürfel

Zubereitung:
Geben Sie die gewaschenen und gewürfelten Erdbeeren zusammen mit dem Zitronensaft und den Eiswürfeln in den Mixer. Pürieren Sie so lange, bis das Smoothie cremig ist. Wenn das Smoothie süßer schmecken soll, kann etwas Honig oder Reissirup zugegeben werden.

Wassermelonen-Erdbeer-Smoothie

Zutaten:
¼ Wassermelone, 100 g frische Erdbeeren, 50 ml Apfelsaft, 6 Eiswürfel

Zubereitung:
Schneiden Sie die entkernte Wassermelone in Stücke, und geben Sie diese zusammen mit den klein geschnittenen Erdbeeren, dem Apfelsaft und den Eiswürfeln in den Mixer. Rühren Sie so lange, bis das Smoothie cremig ist.

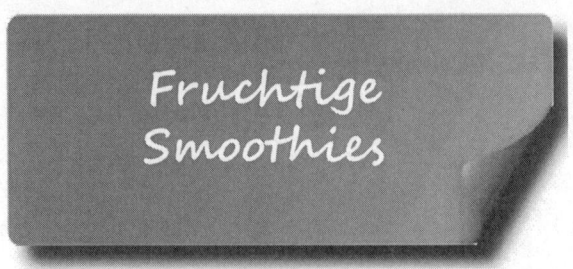

Fruchtige Smoothies

Bananen-Ingwer-Smoothie

Zutaten:
2 Bananen, 1 Stück frischer Ingwer, 5 Eiswürfel, ½ TL Honig

Zubereitung:
Geben Sie die kleingeschnittenen Bananen und fein geriebenen Ingwer mit den Eiswürfeln und dem Honig in einen Mixer. Pürieren Sie so lange, bis das Smoothie cremig ist.

Apfel-Birnen-Smoothie

Zutaten:
2 Äpfel, 2 Birnen, 1 Stück frischer Ingwer, 1 Vanilleschote

Zubereitung:
Geben Sie die entkernten und gewürfelten Äpfel und Birnen zusammen mit dem fein geriebenen Ingwer und dem Mark aus der Vanilleschote in den Mixer. Pürieren Sie so lange, bis das Smoothie cremig ist.

Bananen-Apfel-Smoothie

Zutaten:
2 Äpfel, 2 Bananen, Saft von einer Apfelsine, 3 Eiswürfel

Zubereitung:
Geben Sie die in Stücke geschnittenen Äpfel und Bananenscheiben zusammen mit dem frisch gepressten Apfelsinensaft und den Eiswürfeln in den Mixer. Mixen Sie so lange, bis die gewünschte Konsistenz erreicht ist.

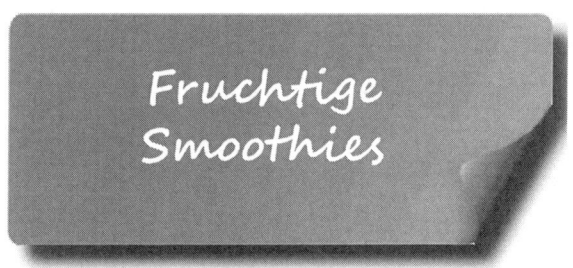
Fruchtige Smoothies

Bananen-Heidelbeer-Smoothie

Zutaten:
2 Bananen, 200 g frische Heidelbeeren, 100 ml Orangensaft

Zubereitung:
Geben Sie die klein geschnittenen Bananen mit den restlichen Zutaten in einen Mixer, und pürieren Sie so lange, bis das Smoothie cremig ist.

Ananas-Spinat-Basilikum-Smoothie

Zutaten:
150 g frische Ananas, 200 g frischer Spinat, eine Handvoll frische Basilikumblätter, 1 TL Moringapulver, 5 Eiswürfel

Zubereitung:
Geben Sie die Ananas-Würfel und den in Streifen geschnittenen Spinat mit den restlichen Zutaten in den Mixer. Mixen Sie so lange, bis das Smoothie cremig ist.

Ananas-Paprika-Smoothie

Zutaten:
150 g frische Ananas, 1 Banane, ½ gelbe Paprika, 6 Eiswürfel

Zubereitung:
Geben Sie die gewaschene und in Stücke geschnittene Paprika zusammen mit der zerkleinerten Ananas und in Scheiben geschnittenen Banane sowie den Eiswürfeln in den Mixer. Mixen Sie so lange, bis Sie die gewünschte Konsistenz erreicht haben.

Säfte

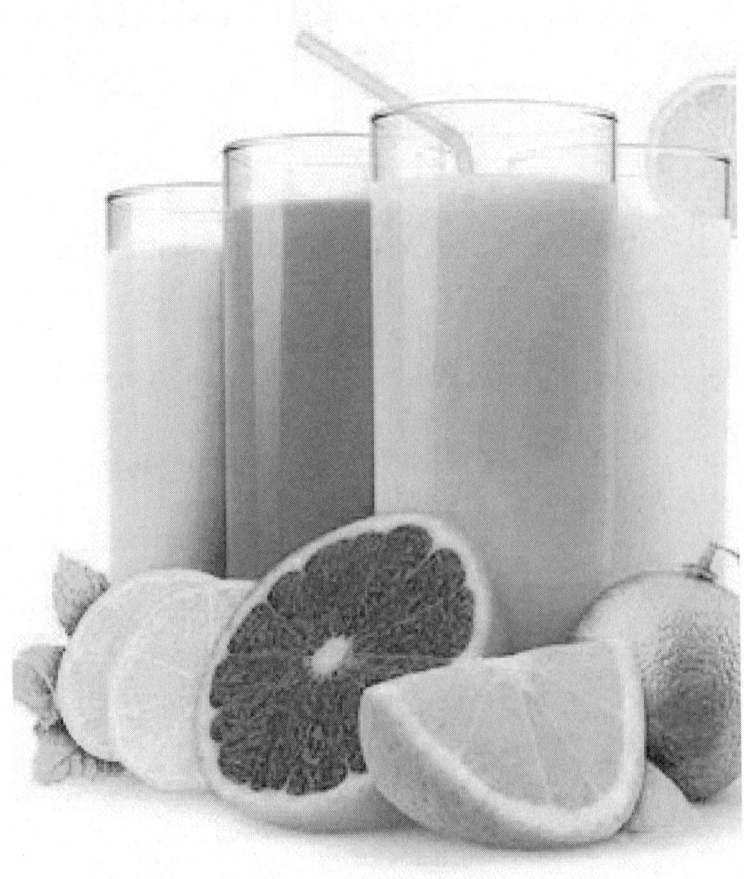

Orangen-Buttermilchsaft

Zutaten:
500 ml Buttermilch, 4 Apfelsinen, 4 EL Honig

Zubereitung:
Pressen Sie die Apfelsinen mit der Saftpresse aus, und verquirlen Sie den Orangensaft mit der Buttermilch und dem Honig.

Mandarinen-Möhrensaft

Zutaten:
4 Mandarinen, 3 Möhren, 400 ml Milch (fettreduziert), etwas Honig

Zubereitung:
Entsaften Sie die Mandarinen und die Möhren im Entsafter. Verquirlen Sie den Saft mit der Milch. Schmecken Sie den Saft mit etwas Honig ab.

Apfel-Mandarinensaft

Zutaten:
2 Äpfel, 4 Mandarinen, etwas Zitronensaft

Zubereitung:
Waschen Sie die Äpfel, und schälen Sie die Mandarinen. Schneiden Sie die Äpfel in Viertel, und entfernen Sie das Kerngehäuse. Entsaften Sie das Obst im Entsafter, und rühren Sie anschließend etwas Zitronensaft unter.

Mango-Apfelsaft

Zutaten:
1 Mango, 4 EL Apfelsaft, 150 ml Milch (fettreduziert), 1 TL Zitronensaft

Zubereitung:
Schälen Sie die Mango, und entfernen Sie den Kern. Schneiden Sie das Fruchtfleisch in Würfel. Geben Sie die Würfel zusammen mit dem Apfelsaft, Zitronensaft und der Milch in eine Schüssel, und pürieren Sie alles mit einem Stabmixer.

Möhren-Johannisbeersaft

Zutaten:
1 kg Möhren, 1 Flasche Johannisbeersaft

Zubereitung:
Bürsten Sie die Möhren gründlich, und waschen Sie sie ab. Entsaften Sie die Möhren mit einem Entsafter, und verrühren Sie diesen Saft mit dem Johannisbeersaft.

Rote Bete Saft

Zutaten:
2 Knollen Rote Bete, 1 Apfel, 2 Möhren

Zubereitung:
Schälen und waschen Sie die Rote Bete. Die Möhren werden gründlich abgebürstet. Schneiden Sie den Apfel in Viertel, und entfernen Sie das Kerngehäuse. Entsaften Sie alle Zutaten im Entsafter.

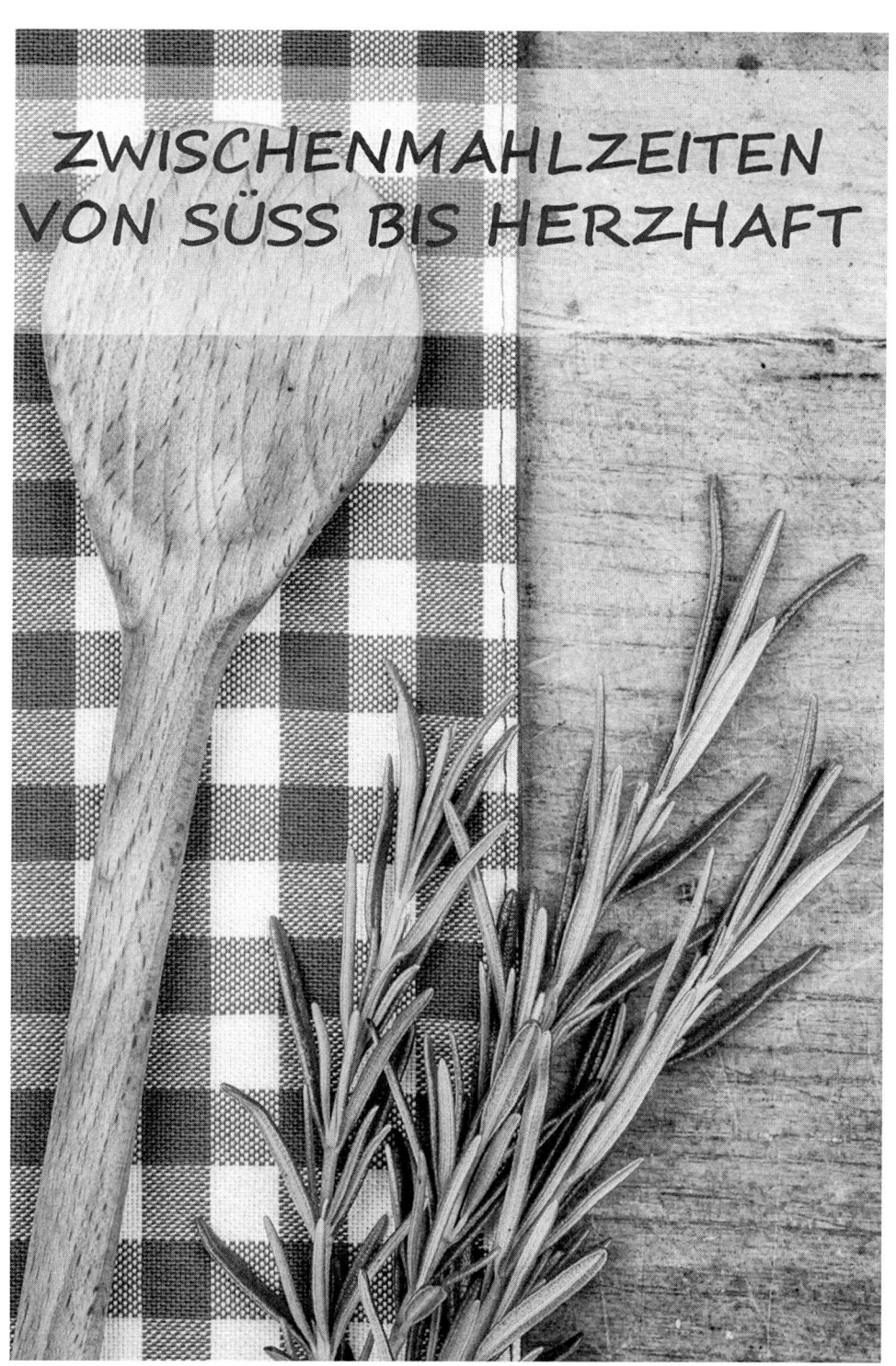

ZWISCHENMAHLZEITEN VON SÜSS BIS HERZHAFT

Fischstäbchen-Toast mit Käse überbacken

Zutaten für 2 Toasts:
2 Scheiben Omega-3-Toastbrot, 2 Scheiben Gouda (fettreduziert), 6 Omega-3-Fischstäbchen (tiefgefroren)

Zubereitung:
Während Sie die Fischstäbchen ca. 20 Minuten im mit 220 °C vorgeheizten Backofen backen, toasten Sie das Brot im Toaster.
Die fertig gebackenen Fischstäbchen legen Sie auf das getoastete Brot (je 3 Stäbchen auf eine Scheibe) und belegen diese mit dem Gouda. Backen Sie die Toasts weitere ca. 5 Minuten im Backofen, bis der Käse etwas zerlaufen ist.

Corned-Beef-Baguette

Zutaten:
1 Baguette-Brötchen aus Roggenmehl (Type 815) oder Weizenmehl (Type 405), 1 großes Salatblatt, 50 g Corned-Beef, 1 Scheibe Gouda, 2 frische Champignons, etwas Butter und Petersilie

Zubereitung:
Toasten Sie das Baguette-Brötchen, schneiden Sie es in 2 Hälften, und lassen Sie es etwas abkühlen, bevor Sie es mit Butter bestreichen.
Belegen Sie die untere Baguette-Hälfte mit dem gewaschenen Salatblatt, dem Gouda, dem Corned-Beef und den geputzten und in Scheiben geschnittenen Champignons.
Garnieren Sie mit der fein gehackten Petersilie, bevor Sie das Baguette mit der anderen Brötchen-Hälfte zudecken.

Frischkäse auf Apfelscheiben

Zutaten für 2 Toasts:
3 Äpfel, 80 g Hüttenkäse, 2 EL Honig, etwas Zitronensaft

Zubereitung:
Waschen Sie den ungeschälten Apfel vor dem Ausstechen des Kernhauses ab, und schneiden Sie ihn in 8 dünne Scheiben. Beträufeln Sie die Apfelscheiben mit etwas Zitronensaft.
Verrühren Sie den Hüttenkäse mit dem Honig, und setzen Sie kleine Käsehäufchen auf die Apfelscheiben.

Baguette-Brötchen mit Zucchini

Zutaten für 2 Personen:
2 Baguette-Brötchen aus Roggenmehl (Type 815) oder Weizenmehl (Type 405), 500 g Zucchini, 4 Salatblätter, ¼ Bund Schnittlauch, ¼ Bund Basilikum, 2 EL Leinöl, 80 ml Crème fraîche (fettreduziert), etwas Salz und Pfeffer

Zubereitung:
Waschen Sie die Zucchini, halbieren Sie sie längsseitig, und schneiden Sie dünne Scheiben. Die Kräuter werden fein gehackt und mit dem Öl, etwas Salz und Pfeffer verrührt. Streichen Sie die Kräutermischung auf die Zucchini-Scheiben, und legen Sie diese auf ein mit Backpapier belegtes Backblech. Backen Sie die Zucchini-Scheiben ca. 4 Minuten beidseitig im vorgeheizten Backofen. Lassen Sie die Zucchini etwas abkühlen. Für die Soße verrühren Sie Crème fraîche mit etwas Salz und Pfeffer. Toasten Sie die Baguette-Brötchen, schneiden Sie jeweils 2 Hälften, und lassen Sie sie etwas abkühlen, bevor Sie die gewaschenen und abgetrockneten Salatblätter auf die Baguette-Hälften legen. Legen Sie die gebackenen und etwas abgekühlten Zucchini-Scheiben auf die Salatblätter, und geben Sie die Soße darüber.

Äpfel mit geschlagener Sahne

Zutaten:
300 g Äpfel, 100 ml Sahne (fettreduziert), 5 EL Sanddornsaft, 1 EL Reissirup, etwas Zitronensaft

Zubereitung:
Schneiden Sie die geviertelten und entkernten Äpfel in kleine Würfel und beträufeln Sie sie mit etwas Zitronensaft.
Schlagen Sie die Sahne steif, und verrühren Sie diese mit dem Reissirup und Sanddornsaft. Heben Sie die Apfelstückchen unter und lassen Sie alles 30 Minuten im Kühlschrank abkühlen, bevor Sie servieren.

Apfelpudding

Zutaten für 3 Personen:
0,5 Liter Apfelsaft, ½ Becher Sahne (fettreduziert), 1 Päckchen Vanillepuddingpulver, 3 EL Reissirup

Zubereitung:
Rühren Sie das Puddingpulver mit etwas Apfelsaft und dem Reissirup an. Kochen Sie den restlichen Apfelsaft auf, und rühren Sie das vorbereitete Puddingpulver unter. Lassen Sie alles kurz aufkochen und anschließend unter gelegentlichem Umrühren abkühlen.

Sobald der Pudding erkaltet ist, heben Sie die steif geschlagene Sahne unter.

Mandarinen mit Käsequark

Zutaten für 2 Personen:
250 g Mandarinen, 80 g Hüttenkäse, 50 g Quark (fettreduziert), 2 EL Honig
Zubereitung:
Schneiden Sie die geschälten und in Filets zerteilten Mandarinen in kleine Stücke.
Verrühren Sie den Hüttenkäse mit dem Quark. Geben Sie die Mandarinenstücke hinzu und schmecken Sie mit dem Honig ab.

Kiwi-Weintrauben-Dickmilch

Zutaten:
2 Kiwis, 2 Händevoll grüne Weintrauben, 80 ml Dickmilch, 1 TL Birnendicksaft
Zubereitung:
Schneiden Sie die geschälten Kiwis in Scheiben und die Weintrauben in Hälften. Entfernen Sie die Weintrauben-Kerne, bevor Sie alle Zutaten in einen Mixer geben. Verquirlen Sie alles gründlich.

Heidelbeer-Joghurt

Zutaten:
50 g frische Heidelbeeren, 1 TL Flocken aus poliertem Reis, 1 Becher Naturjoghurt (fettreduziert)
Zubereitung:
Vermengen Sie die gewaschenen Heidelbeeren mit den Reisflocken und dem Joghurt.

Mango-Aprikosen-Joghurt

Zutaten für 1 Person:
100 g frische Mango, 4 Aprikosen, 1 TL Reissirup, 150 ml Naturjoghurt (fett-reduziert)

Zubereitung:
Schälen und entkernen Sie die Mango und Aprikosen, und schneiden Sie das Fruchtfleisch in mundgerechte Stücke. Vermengen Sie die Obststücke mit dem Joghurt und Reissirup.

Toast mit Brokkoli und Eiern

Zutaten:
500 g Brokkoli, 8 Scheiben Omega-3-Toastbrot, 200 ml Milch (fettreduziert), 30 g Butter, 30 g Roggenmehl (Type 815), ¾ Liter Gemüsebrühe, 2 hart-ge-kochte Omega-3-Eier, ½ Bund Schnittlauch, etwas Salz und Pfeffer

Zubereitung:
Der Brokkoli wird gewaschen und geputzt. Nachdem Sie ihn in mund-gerechte Stücke geschnitten haben, kochen Sie ihn ca. 20 Minuten in der erhitzten Gemüsebrühe. Lassen Sie ihn auf einem Sieb gut abtropfen, und verteilen Sie ihn auf die Toastscheiben.

Erhitzen Sie die Butter, und rühren Sie das Mehl unter. Dann gießen Sie die Milch hinzu, verrühren diese und schmecken die Soße mit etwas Salz und Pfeffer ab.

Schneiden Sie ein gepelltes hart gekochtes Ei in kleine Würfel, und rühren Sie diese in die Soße ein. Gießen Sie die fertige Soße auf das Toast. Legen Sie die belegten Toastscheiben auf ein mit Backpapier ausgelegtes Back-blech, und backen Sie diese ca. 15 Minuten bei 200 °C.

Schneiden Sie das zweite Ei in Scheiben, und den Schnittlauch in kleine Röll-chen. Sobald Sie die Toastscheiben aus dem Backofen nehmen, bestreuen Sie diese mit dem Schnittlauch und den Eierscheiben.

Moringa-Rührei auf Toast

Zutaten:
4 Scheiben Omega-3-Toastbrot, 2 Omega-3-Eier, 2 Zwiebeln, eine Handvoll frische Moringablätter, 1 TL Olivenöl, etwas Salz und Pfeffer

Zubereitung:
Entfernen Sie die Stiele von den Moringablättern und waschen Sie sie. Braten Sie die in Würfel geschnittenen Zwiebeln kurz in der mit dem Öl erhitzten Pfanne glasig. Geben Sie die Moringablätter mit Salz und Pfeffer hinzu, und heben Sie die verquirlten Eier unter.
Die fertigen Rühreier verteilen Sie auf 2 getoastete Brotscheiben und decken diese mit jeweils einer weiteren Scheibe ab.

Thunfisch-Sandwich

Zutaten für 4 Personen:
8 Scheiben Omega-3-Toastbrot, 4 Blätter Eisbergsalat, 200 g Thunfisch aus der Dose, ½ Tomate, 1 kleine Zwiebel, ½ Staudensellerie, 1 EL Crème fraîche, 2 TL Zitronensaft, ½ Bund Schnittlauch, etwas Salz und Pfeffer

Zubereitung:
Schneiden Sie die geschälte Zwiebel in dünne Scheiben. Putzen, waschen und schneiden Sie den Sellerie und die entkernte Tomate in kleine Stücke. Lassen Sie den Thunfisch abtropfen, und zerkleinern Sie ihn mit einer Gabel in einer Schüssel. Geben Sie die Tomatenstücke, den Sellerie, die Zwiebelringe und den fein gehackten Schnittlauch hinzu. Verrühren Sie dies mit dem Crème fraîche und Zitronensaft, und schmecken Sie mit Salz und Pfeffer ab. Toasten Sie die Brotscheiben, und belegen Sie 4 Scheiben mit jeweils einem gewaschenen Salatblatt. Verteilen Sie die Thunfischmischung portionsweise auf die Salatblätter, legen Sie eine zweite Toastscheibe darauf, und drücken Sie diese leicht an.
Halbieren Sie die Toasts diagonal.

Spinattoast

Zutaten für 2 Personen:
2 Scheiben Omega-3-Toastbrot, 200 g tiefgekühlter Spinat, 2 Omega-3-Eier,
etwas Salz und Petersilie

Zubereitung:
Lassen Sie den Spinat nach Angaben der Packungsbeschreibung auftauen.
Kochen Sie ihn, und schmecken Sie mit etwas Salz ab.
Toasten Sie das Brot im Toaster. Pochieren Sie die Eier in Salzwasser, und
lassen Sie sie abtropfen.
Geben Sie den warmen Spinat auf die Toastscheiben, legen Sie die Eier da-
rauf, salzen Sie etwas, und bestreuen Sie mit der fein gehackten Petersilie.

Überbackene Lauchzwiebeln auf Toast

Zutaten:

500 g Lauchzwiebeln, 4 Scheiben Omega-3-Toastbrot, 100 g geriebener Gouda, 2 EL Crème fraîche, 2 EL Öl, etwas Salz und Pfeffer, 1 EL Zitronensaft

Zubereitung:

Reinigen Sie die Lauchzwiebeln, und schneiden Sie sie in feine Ringe. Geben
Sie diese in eine mit Öl erhitzte Pfanne, und braten Sie sie bei mittlerer Hitze
ca. 10 Minuten. Wenden Sie die Zwiebelringe ständig, und fügen Sie den
geriebenen Käse, Zitronensaft und Crème fraîche hinzu. Schmecken Sie mit
etwas Salz und Pfeffer ab.
Verteilen Sie die Zwiebelmasse portionsweise auf das getoastete Brot. Legen
Sie die Toastscheiben auf ein mit Backpapier ausgelegtes Backblech und
backen Sie ca. 15 Minuten im vorgeheizten Backofen.
Die Toasts sind fertig, wenn sie leicht gebräunt sind.

Grapefruit-Apfelsinen-Joghurt

Zutaten:

1 Apfelsine, ½ Grapefruit, 150 ml Naturjoghurt (fettreduziert), 1 – 2 EL Honig

Zubereitung:

Lösen Sie mit einem Löffel das Fruchtfleisch aus der halben Grapefruit und schneiden sie kleine Stücke. Schälen Sie die Apfelsine, und schneiden Sie sie in mundgerechte Stücke.
Vermischen Sie die Obststücke mit dem Joghurt, und schmecken Sie nach Belieben mit dem Honig ab.

Melonensalat mit Weintrauben

Zutaten für 2 Portionen:

Je 100 g Honigmelone und Wassermelone, 1 EL Birnendicksaft, 100 g grüne Weintrauben, etwas Zitronensaft

Zubereitung:

Halbieren Sie die gewaschenen Weintrauben, und formen Sie mit einem Ausstecher Kugeln aus den entkernten Melonen.
Vermengen Sie das Obst in einer Schüssel, und rühren Sie den Birnendicksaft und den Zitronensaft unter. Alternativ können Sie den Salat in einer ausgeschabten Melone servieren.

Überbackene Banane

Zutaten:

1 Banane, 4 EL Milch (fettreduziert), 1 EL Crème fraîche (fettreduziert), Mark von einer Vanilleschote, 2 TL Reissirup, etwas Zimt

Zubereitung:

Für die Soße geben Sie alle Zutaten (bis auf die Banane) in eine Schüssel, und verrühren diese gründlich.
Schälen Sie die Banane und halbieren Sie diese längs und quer. Legen Sie die Bananenstücke in eine Auflaufform, und gießen Sie die Soße darüber.
Backen Sie die Bananen in der Auflaufform ca. 8 Minuten bei 220 °C im vorgeheizten Backofen.

Warmes Knoblauchbrot

Zutaten für 2 Portionen:

4 Baguette-Brötchen aus Roggenmehl (Type 815) oder Weizenmehl (Type 405), 3 Knoblauchzehen, 250 g Ricotta-Käse, 20 g Butter, etwas Salz und Pfeffer

Zubereitung:

Vermengen Sie den Ricotta-Käse mit der Butter, dem zerkleinerten Knoblauch und Salz und Pfeffer.
Schneiden Sie die Baguettes in dünne Scheiben, und bestreichen Sie diese von beiden Seiten mit der Knoblauchmasse. Setzen Sie diese Knoblauchscheiben auf einer Alufolie wieder als Baguette zusammen, und wickeln Sie die 4 Baguettes fest in die Alufolie ein.
Geben Sie die eingepackten Baguettes in den vorgeheizten Backofen. Backen Sie sie ca. 15 Minuten bei 170 °C.

Zucchini-Sandwich mit Mozzarella

Zutaten für 4 Portionen:

4 Baguette-Brötchen aus Roggenmehl (Type 815) oder Weizenmehl (Type 405), 1 Zucchini, 250 g Mozzarella (fettreduziert), 1 Zwiebel, 2 TL Paprikamark, 2 Händevoll frische Basilikumblätter, etwas Olivenöl, Salz und Pfeffer

Zubereitung:

Schneiden Sie die gewaschene Zucchini in ca. 1 cm dicke Scheiben. Erhitzen Sie etwas Olivenöl in einer Pfanne, und dünsten Sie darin die Zucchini und die klein gehackte Zwiebel. Schmecken Sie mit etwas Salz und Pfeffer ab. Schneiden Sie den Mozzarella in kleine Würfel.

Die Baguettes werden längsseitig eingeschnitten, sodass die beiden Hälften noch verbunden bleiben. Füllen Sie die Zucchini, den Mozzarella, das Paprikamark und die fein gehackten Basilikumblätter in die aufgeklappten Baguettes.

Nachdem Sie die Baguettes gefüllt und wieder zugeklappt haben, rollen Sie sie einzeln in Alufolie ein. Backen Sie sie ca. 15 Minuten im vorgeheizten Backofen bei 190 °C.

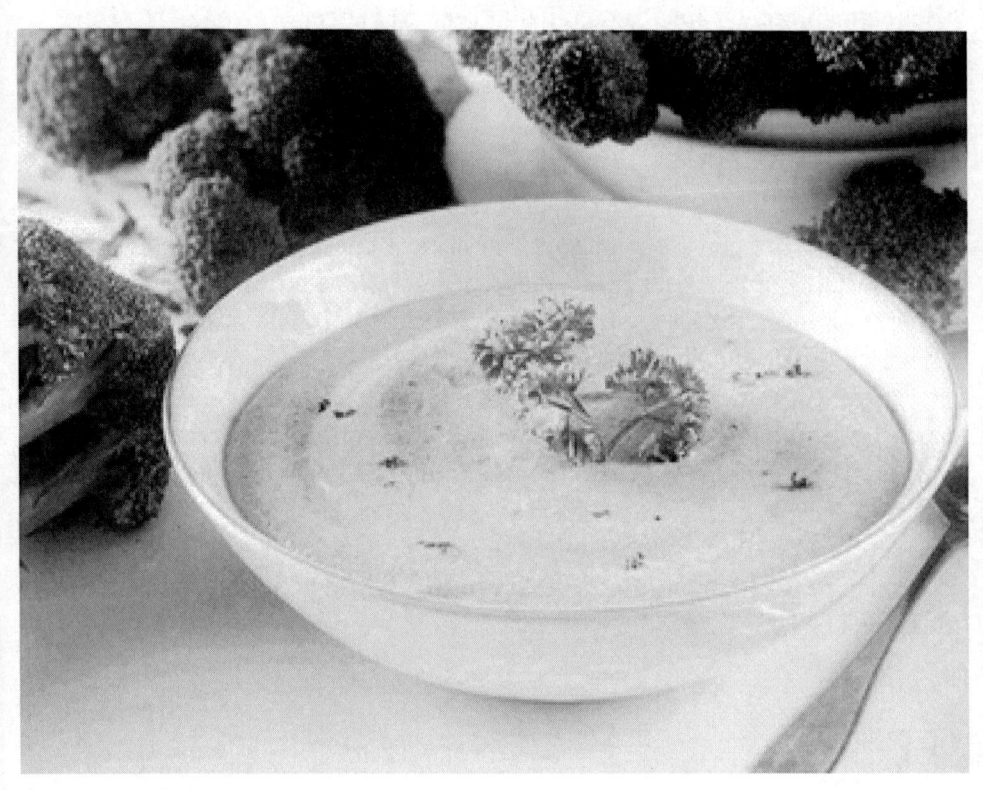

Kürbiscremesuppe mit Kresse

Zutaten:

500 g Kürbisfleisch, 1 kleine Zucchini, ½ Liter Gemüsebrühe, 1 Knoblauchzehe, 1 Zwiebel, 100 ml fettreduzierte Sahne, 3 EL Olivenöl, etwas Kresse
und Pfeffer

Zubereitung:

Schneiden Sie das Kürbisfleisch und die gewaschene Zucchini in Würfel, und
hacken Sie die Zwiebel und den Knoblauch klein. Erhitzen Sie das Olivenöl,
und dünsten Sie darin das vorbereitete Gemüse.
Gießen Sie die Brühe an, kochen Sie diese kurz auf und lassen Sie sie bei
kleinerer Stufe ca. 25 Minuten kochen. Dann pürieren Sie die Suppe und
streichen sie durch ein Sieb. Kochen Sie die Suppe auf, und geben Sie die
Sahne und etwas Pfeffer hinzu.
Verteilen Sie die Suppe portionsweise auf Teller, und dekorieren Sie mit der
klein geschnittenen Kresse.

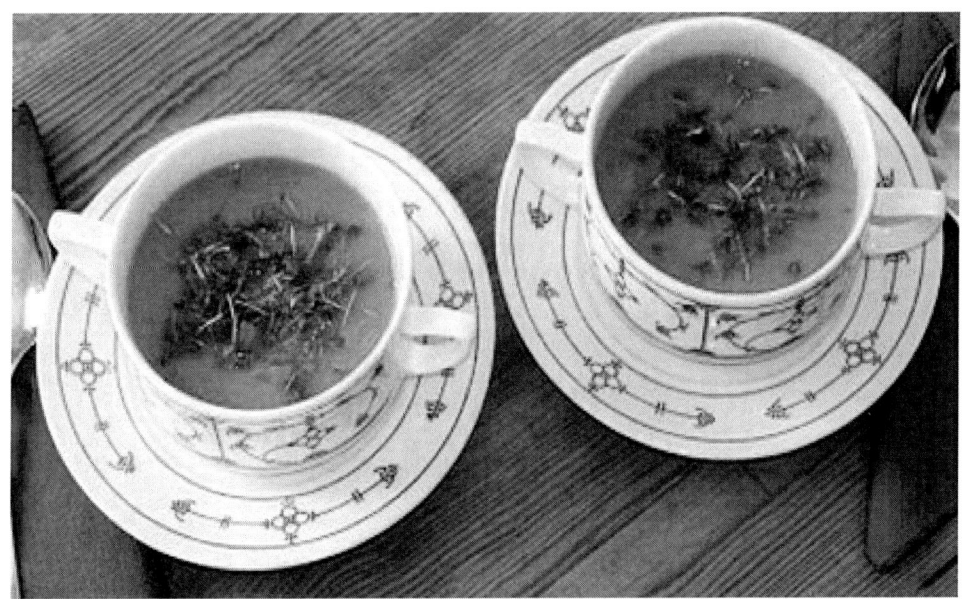

Kartoffel-Lauch-Möhrensuppe

Zutaten für 4 Personen:
750 g Kartoffeln, 400 g Lauch, 200 g Möhren, 1 Frühlingszwiebel, 1 Liter Gemüsebrühe, 2 Lorbeerblätter, ½ Bund Schnittlauch, 100 ml saure Sahne (fettreduziert), ½ TL Moringapulver, etwas Salz und Pfeffer

Zubereitung:
Reinigen Sie die Kartoffeln und Möhren, und schneiden Sie diese in dünne Scheiben. Richten Sie die Gemüsebrühe an, geben Sie die Kartoffeln, Möhren und Lorbeerblätter hinzu, und bringen Sie die Suppe langsam zum Kochen. Nach dem Aufkochen lassen Sie sie weitere 20 Minuten auf leichter Stufe köcheln.
Halbieren Sie die gewaschenen Lauchstangen und die Frühlingszwiebel, und schneiden Sie dünne Halbringe. Geben Sie diese die letzten 10 Minuten zu der Suppe.
Nach dem Garen rühren Sie die Sahne ein und schmecken die Suppe mit Moringapulver, Salz und Pfeffer ab. Vor dem Servieren streuen Sie den fein gehackten Schnittlauch über die Suppe.

Cremige Möhrensuppe

Zutaten:
500 g Möhren, ¾ Liter Gemüsebrühe, ½ Bund Basilikum, 100 ml Crème fraîche (fettreduziert), etwas Pfeffer und Curcumapulver

Zubereitung:
Schneiden Sie die Möhren in Würfel, und kochen Sie diese in der Gemüsebrühe auf. Anschließend lassen Sie sie bei kleinerer Hitze ca. 25 Minuten köcheln.
Geben Sie Crème fraîche hinzu, und schmecken die Suppe mit Pfeffer und Curcuma ab.
Schneiden Sie das Basilikum in feine Streifen, und streuen Sie diese kurz vor dem Servieren über die Suppe.

Einfache Kartoffelsuppe

Zutaten für 4 Personen:
400 g Kartoffeln, 1 Liter Gemüsebrühe, 1 Zwiebel, 2 Knoblauchzehen, ½ Bund Kerbel, ½ TL Senf, 2 EL Olivenöl, etwas Pfeffer

Zubereitung:
Schneiden Sie die Kartoffeln, Knoblauchzehen und die Zwiebel klein, und dünsten Sie dies in dem erhitzten Olivenöl.

Kochen Sie die Gemüsebrühe in einem separaten Topf auf, und geben Sie das gedünstete Gemüse hinzu.

Lassen Sie die Suppe ca. 15 Minuten köcheln. Sobald das Gemüse weichgekocht ist, drücken Sie es durch ein grobes Sieb.

Kochen Sie die Suppe nochmals auf, und schmecken Sie mit Senf und Pfeffer ab. Verteilen Sie die Suppe auf 4 Teller, und dekorieren Sie mit dem fein gehackten Kerbel.

Pürierte gemischte Kräuter-Gemüsesuppe

Zutaten:
700 g Kartoffeln, je 100 g Möhren, Brokkoli und Porree, 1,5 Liter Gemüsebrühe, 1 Zwiebel, ½ TL Moringapulver, etwas Rosmarin, Salbei, Thymian, Kerbel, Salz, Pfeffer

Zubereitung:
Schälen und waschen Sie die Kartoffeln und das Gemüse. Schneiden Sie die Kartoffeln, Zwiebel und Möhren in Würfel, den Porree in Ringe und den Brokkoli in mundgerechte Röschen.

Geben Sie das Gemüse in die mit Rosmarin, Salbei, Thymian und dem Moringapulver aufgekochte Gemüsebrühe. Garen Sie die Suppe 20 Minuten in einem geschlossenen Topf. Anschließend pürieren Sie die Suppe und schmecken mit etwas Salz und Pfeffer ab.

Bevor Sie die Suppe servieren, bestreuen Sie sie mit etwas Kerbel.

Lachs-Fenchel-Suppe mit Reis

Zutaten für 2 Personen:
200 g Lachsfilet, 300 g Fenchel, 250 g Reis, 600 ml Gemüsebrühe, 4 Lor-beerblätter, ½ TL Estragon, 1 EL Olivenöl, etwas Dill, Salz und Pfeffer
Zubereitung:
Dünsten Sie den in kleine Stücke geschnittenen Fenchel in einem mit Öl erhitzten Topf kurz an.
Geben Sie die Gemüsebrühe, den Estragon und die Lorbeerblätter hinzu, und lassen Sie auf niedriger Stufe ca. 10 Minuten köcheln.
Rühren Sie das in grobe Stücke geschnittene und mit Salz und Pfeffer gewürzte Lachsfilet mit dem zuvor gar gekochten Reis unter und lassen Sie ca. 5 Minuten weiter köcheln.
Verteilen Sie die Suppe auf zwei Teller, entnehmen Sie die Lorbeerblätter, und dekorieren Sie mit dem fein geschnittenen Dill.

Gemüsecremesuppe

Zutaten:
750 g tief gefrorenes Suppengemüse, 200 ml Sahne (fettreduziert), 1 Liter Gemüsebrühe, 2 Zwiebeln, 2 Knoblauchzehen, ½ TL Moringapulver, 2 Prisen Salz und Pfeffer, 2 EL Olivenöl
Zubereitung:
Dünsten Sie die in Würfel geschnittenen Zwiebeln und Knoblauchzehen in einem mit Olivenöl erhitzten Topf an.
Gießen Sie die Gemüsebrühe auf, und bringen Sie diese zum Kochen. Geben Sie das Gemüse mit dem Moringapulver, Salz und Pfeffer hinzu. Lassen Sie die Suppe ca. 15 Minuten lang im geschlossenen Topf kochen.
Anschließend pürieren Sie die Suppe, geben die Sahne hinzu und schmecken mit Salz und Pfeffer ab.

Cremige Brokkolisuppe

Zutaten für 4 Personen:
750 g Brokkoli, ¾ Liter Wasser, 1 ½ Brühwürfel, 125 ml Schlagsahne (fettreduziert), 2 Knoblauchzehen, 3 EL Crème fraîche (fettreduziert), 2 Prisen Pfeffer, 2 EL Olivenöl, etwas Petersilie

Zubereitung:
Reinigen Sie den Brokkoli, und schneiden Sie ihn in mundgerechte Röschen. Die Stiele schneiden Sie in kleine Würfel. Hacken Sie den Knoblauch fein. Erhitzen Sie das Olivenöl, und dünsten Sie darin die Brokkoliwürfel und den Knoblauch. Geben Sie anschließend ¾ Liter Wasser und den Brühwürfel hinzu. Lassen Sie alles zusammen 5 Minuten lang auf niedriger Stufe köcheln. Geben Sie die Brokkoliröschen hinzu, und garen Sie weitere 10 Minuten. Pürieren Sie die Suppe mit einem Pürierstab.
Rühren Sie die Schlagsahne und Crème fraîche unter, und schmecken Sie die Suppe mit Pfeffer ab. Geben Sie die Suppe auf 4 Teller, und dekorieren Sie diese mit der Petersilie.

Blumenkohlsuppe mit Fetakäse

Zutaten:
1 Blumenkohl, 1 Liter Gemüsebrühe, 150 g Fetakäse, 2 Zwiebeln, 1 Zitrone, etwas Ingwerpulver, frische Petersilie, Salz und Pfeffer

Zubereitung:
Schneiden Sie den Blumenkohl in mundgerechte Stücke, und waschen Sie diese ab. Kochen Sie den Blumenkohl in der Gemüsebrühe gar. Pürieren Sie die Hälfte des Blumenkohls mit einem Stabmixer. Geben Sie ihn dann wieder zurück in die Gemüsebrühe, und kochen Sie diese zusammen mit den in Würfel geschnittenen Zwiebeln und dem Zitronensaft noch mal kurz auf. Schneiden Sie den Fetakäse in kleine Würfel, und geben Sie diese in die Suppe. Rühren Sie die Suppe stetig um, bis der Käse geschmolzen ist. Schmecken Sie die Suppe mit etwas Salz, Pfeffer und Ingwerpulver ab. Verteilen Sie die Suppe auf 4 Teller, und dekorieren Sie diese mit der fein gehackten Petersilie.

Basische Gemüsesuppe

Zutaten für 4 Personen:
3 Möhren, ½ Weißkohl, 2 kleine Stangen Lauch, 2 kleine Rote Bete, etwas Basilikum (frisch), 1,5 Liter Wasser

Zubereitung:
Das Gemüse wird gewaschen und anschließend in kleine Würfel geschnitten. Geben Sie das Gemüse anschließend in das kalte Wasser, und kochen Sie es kurz auf. Anschließend lassen Sie die Suppe ca. 2 Stunden lang auf kleiner Hitze köcheln.
Gießen Sie die Brühe durch ein Sieb und trinken diese über den Tag verteilt.

Vitalstoffreiche Gemüsebrühe

Zutaten:
250 g Lauch, 400 g Blumenkohl, 350 g Möhren, 250 g Fenchelknolle, 2 Knoblauchzehen, 1 Zwiebel, 1 Bund Petersilie, eine Handvoll Moringablätter, 3 Lorbeerblätter, 1,5 Liter Wasser, etwas Salz, 3 Gewürznelken

Zubereitung:
Entfernen Sie die Wurzeln des Lauchs. Säubern Sie den Lauch, und schneiden Sie ihn in Ringe. Schälen und waschen Sie die Möhren, und schneiden Sie diese in Würfel.
Halbieren Sie die Fenchelknolle, und trennen Sie den keilförmigen Strunk mit einem spitzen Messer heraus. Nachdem Sie die beiden Fenchelhälften gewaschen haben, schneiden Sie diese quer zu den Fasern in ca. 1 cm breite Streifen.
Schneiden Sie den Blumenkohl in Röschen. Waschen und trocknen Sie diese anschließend.
Schälen und halbieren Sie die Zwiebeln und die Knoblauchzehen. Waschen Sie die Petersilie, und geben Sie diese zusammen mit allen anderen Zutaten in einen Topf. Gießen Sie das Wasser hinzu, und kochen Sie die Brühe kurz auf. Anschließend lassen Sie sie bei kleiner Stufe ca. 30 Minuten lang köcheln.
Gießen Sie die Brühe in ein engmaschiges Sieb oder in ein mit einem Mulltuch ausgelegtes Sieb. Drücken Sie darin das Gemüse mit einem Holzspatel aus, und werfen Sie dieses anschließend weg.

Kartoffelmöhrensuppe

Zutaten:

200 g Möhren, 300 g Kartoffeln mehlig kochend, 250 ml Sahne (fettreduziert), 4 EL Petersilie, 1 Zwiebel, Saft von 1 Zitrone, 1 EL Olivenöl, ½ Liter Gemüsebrühe, 1 EL geraspelter Gouda, etwas Pfeffer

Zubereitung:

Schälen und waschen Sie die Kartoffeln und Möhren, und raspeln Sie sie anschließend grob auf einer Reibe. Schälen Sie die Zwiebel, und hacken Sie diese klein.

Nachdem Sie das Olivenöl kurz im Topf erhitzt haben, dünsten Sie die Zwiebeln darin glasig. Geben Sie anschließend die Kartoffel- und Möhrenraspeln hinzu, und verrühren Sie gleichmäßig. Gießen Sie die Sahne hinzu und lassen Sie alles kurz aufkochen.

Bei schwacher Hitze lassen Sie alles ca. 10 Minuten lang köcheln, bis das Gemüse weich ist. Rühren Sie immer wieder um. Dann gießen Sie die frisch gekochte heiße Gemüsebrühe hinzu und rühren die Petersilie und den Käse unter. Schmecken Sie die Suppe mit dem Zitronensaft und Pfeffer ab.

Gemischte Pilzsuppe

Zutaten:

200 g Kartoffeln, 150 g Pfifferlinge, 100 g Steinpilze, 3 Shiitakepilze, 1 Zwiebel, ¼ Bund Petersilie, 1 Liter Gemüsebrühe, 4 EL Olivenöl, etwas Pfeffer und Majoran

Zubereitung:

Putzen Sie die Pilze, und schneiden Sie diese und die geschälten Kartoffeln in Stücke oder Scheiben. Die fein gehackte Zwiebel braten Sie zusammen mit den Gewürzen kurz im Olivenöl an. Geben Sie anschließend die Pilze, Kartoffeln und die heiße Gemüsebrühe hinzu. Bei niedriger Temperatur lassen Sie die Suppe 15 Minuten köcheln. Schmecken Sie mit Salz und Pfeffer ab. Vor dem Servieren bestreuen Sie die Suppe mit der fein gehackten Petersilie.

Rote-Bete-Suppe

Zutaten für 4 Personen:
1 kg Rote Bete, 800 ml Gemüsebrühe, 2 Liter Salzwasser, 2 Zwiebeln, 2 Äpfel, ¼ Liter Apfelsaft, 200 ml saure Sahne, 2 EL Olivenöl, 1 EL frisch geriebener Meerrettich, etwas Salz und Pfeffer

Zubereitung:
Waschen Sie die Rote Bete gründlich, und kochen Sie sie mit Schale 50 Minuten in Salzwasser. Anschließend schneiden Sie die Rote Bete in Würfel. Schneiden Sie die Zwiebeln in Würfel, und dünsten Sie diese in dem erhitzten Olivenöl an, bis sie glasig sind. Geben Sie eine Hälfte der Rote-Bete-Würfel hinzu.

Gießen Sie die Gemüsebrühe auf, und bringen Sie sie zum Kochen. Danach lassen Sie sie ca. 20 Minuten lang köcheln. Anschließend pürieren Sie die Zutaten. Schmecken Sie die Suppe mit etwas Pfeffer und Salz ab.

Vierteln Sie die gewaschenen Äpfel, und entfernen Sie das Kerngehäuse. Schneiden Sie das Fruchtfleisch in Würfel, und garen Sie dieses 2 Minuten im Apfelsaft.

Geben Sie die Apfelwürfel zusammen mit den restlichen Rote-Bete-Würfeln zur Suppe und rühren kräftig um.

Zur Dekoration verrühren Sie die saure Sahne und geben diese bestreut mit dem frisch geriebenen Meerrettich auf die servierfertige Suppe.

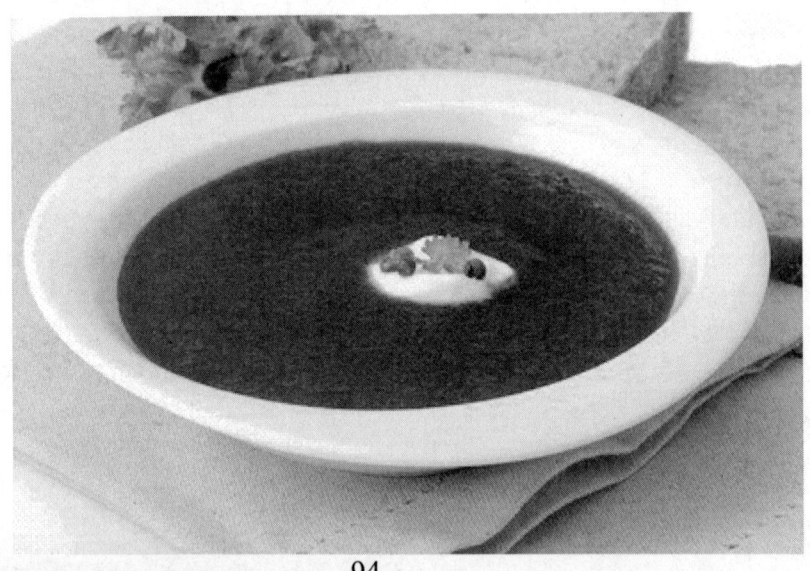

94

Pürierte Kürbis-Möhrensuppe

Zutaten für 2 Personen:
300 g Kürbisfleisch, 150 g Möhren, 3/8 Liter Gemüsebrühe, 2 EL Flocken aus poliertem Reis, 1 kleine Zwiebel, 2 EL Sahne, 1 EL Olivenöl, etwas Ingwerpulver, Curcuma, Salz und Pfeffer

Zubereitung:
Schneiden Sie das Kürbisfleisch, die Möhren und die Zwiebel in kleine Würfel. Dünsten Sie die Zwiebel in dem Olivenöl an und geben den Kürbis und die Möhren hinzu. Gießen Sie die Gemüsebrühe auf und garen darin 15 Minuten lang das Gemüse.
Dann pürieren Sie das Gemüse und schmecken es mit Salz, Pfeffer, Ingwerpulver, Curcuma und 2 EL Sahne ab. Rösten Sie die Reisflocken in einer Pfanne. Füllen Sie die Suppe auf 2 Teller, und streuen Sie die gerösteten Reisflocken darüber.

Pürierte Spinatsuppe

Zutaten für 2 Personen:
400 g frischer Spinat, 200 g Kartoffeln, ½ Liter Gemüsebrühe, 1 Knoblauchzehe, 1 Zwiebel, ¼ TL Curcuma, ¼ TL Moringapulver, 1 EL Olivenöl, etwas Schnittlauch

Zubereitung:
Lassen Sie den gewaschenen Spinat gut abtropfen, bevor Sie ihn in Streifen schneiden.
Dünsten Sie den Spinat zusammen mit der in Würfel geschnittenen Zwiebel und dem gepressten Knoblauch in einem mit Öl erhitzten Topf an.
Geben Sie die Gemüsebrühe hinzu, und rühren Sie die gewürfelten Kartoffeln unter. Lassen Sie die Suppe ca. 20 Minuten kochen.
Pürieren Sie die gar gekochte Suppe und schmecken Sie sie mit den Gewürzen ab.

Rucola-Suppe

Zutaten für 1 Portion:
50 g Rucola, 200 ml Gemüsebrühe, 2 EL Kresse (feingehackt), 2 TL Sauerrahm (fettreduziert), 1 Zwiebel, 1 TL Olivenöl, 1 TL Speisestärke, etwas Salz, Pfeffer und Zitronensaft

Zubereitung:
Dünsten Sie die klein geschnittene Zwiebel in dem erhitzten Öl. Geben Sie die Gemüsebrühe hinzu, und lassen Sie sie aufkochen.
Rühren Sie den fein gehackten Rucola und die Kresse unter. Lassen Sie weitere 5 Minuten köcheln.
Geben sie Sie die in etwas Wasser aufgelöste Speisestärke hinzu.
Nachdem Sie die Suppe kurz aufgekocht haben, verquirlen Sie alles mit einem Rührstab. Abschließend schmecken Sie die Suppe mit dem Sauerrahm und etwas Zitronensaft, Salz und Pfeffer ab.

Spargelsuppe

Zutaten:
500 g Spargel, 20 g Butter, 50 g Weizenmehl Type 405, 1 Eigelb (Omega-3-Ei), etwas Salz, Zitronensaft und Schnittlauch

Zubereitung:
Schälen Sie den Spargel und schneiden ihn in ca. 2 cm lange Stücke. Kochen Sie 1,5 Liter Wasser auf und geben Sie etwas Salz und den Spargel hinzu.
Kochen Sie den Spargel bis er bissfest ist. Gießen Sie den Sud ab, und fangen Sie ihn in einem separaten Topf auf.
In einem weiteren Topf schmelzen Sie die Butter und geben das Mehl hinzu. Verquirlen Sie alles, und gießen Sie allmählich den Spargelsud hinzu. Verrühren Sie die Suppe stetig mit einem Schneebesen, damit sich keine Klümpchen bilden. Rühren Sie das Eigelb unter, und schmecken Sie die Suppe mit etwas Salz und Zitronensaft ab. Vor dem Servieren bestreuen Sie die Suppe mit dem klein geschnittenen Schnittlauch.

Schnelle Kartoffelsuppe

Zutaten für 4 Portionen:
400 g Kartoffeln, 1 Möhre, 800 ml Gemüsebrühe, 100 ml fettreduzierte Sahne, 2 Knoblauchzehen, 1 Zwiebel, ½ Kästchen Kresse, 1 EL Balsamico, 2 EL fettreduziertes Crème fraîche, ¼ TL Curcuma, 1 EL Olivenöl, etwas Salz, Pfeffer und Muskat

Zubereitung:
Dünsten Sie das klein geschnittene Gemüse in dem erhitzten Olivenöl. In einem separaten Topf kochen Sie die Gemüsebrühe auf und geben das gedünstete Gemüse hinzu. Lassen Sie die Suppe ca. 15 Minuten köcheln. Sobald das Gemüse weich ist, drücken Sie es durch ein grobes Sieb. Kochen Sie die Suppe nochmals auf, und schmecken Sie mit etwas Sahne, Crème fraîche, Balsamico, Muskat, Curcuma, Salz und Pfeffer ab.
Geben Sie die Suppe auf Teller, und dekorieren Sie mit der fein gehackten Kresse und etwas geschlagener Sahne.

Pürierte Champignonsuppe mit Lachs

Zutaten für 2 Personen:
120 g frische Champignons, 400 ml Gemüsebrühe, 2 Scheiben Räucherlachs, 50 ml Crème fraîche (fettreduziert), 2 EL Olivenöl, 1 kleine Zwiebel, ½ Bund Schnittlauch, ½ EL Mehl, etwas Salz und Pfeffer

Zubereitung:
Schneiden Sie die geputzten Champignons in Scheiben. Dünsten Sie die in Würfel geschnittene Zwiebel und die Champignonscheiben in einem mit Öl erhitzten Topf an. Streuen Sie das Mehl darüber, und lassen Sie einen kurzen Moment ziehen.
Gießen Sie die Gemüsebrühe darüber und lassen Sie ca. 10 Minuten auf kleiner Stufe köcheln. Pürieren Sie die Suppe, heben Sie das Crème fraîche, den in Röllchen geschnittenen Schnittlauch und die Lachsstreifen unter. Lassen sie die Suppe kurz aufkochen.

Zucchini-Tomatensuppe

Zutaten für 2 Personen:
300 g Zucchini, 3 Tomaten, 300 ml Gemüsebrühe, je 1 Handvoll Kerbel und Basilikum, 1 kleine Zwiebel, 1 TL Bohnenkraut, 3 EL Crème fraîche (fettreduziert), 1 EL Olivenöl, je ½ TL Moringa- und Curcumapulver, etwas Pfeffer
Zubereitung:
Dünsten Sie die in Würfel geschnittene Zwiebel in einem mit Öl erhitzten Topf an. Geben Sie die Gemüsebrühe hinzu und kochen Sie kurz auf. Rühren Sie die geraspelten Zucchini und das Bohnenkraut unter und lassen Sie alles auf mittlerer Stufe ca. 5 Minuten köcheln.
Entkernen Sie die gewaschenen Tomaten, geben Sie das Innere zur Gemüsebrühe, und schneiden Sie das Tomatenäußere in Würfel. Rühren Sie das Crème fraîche unter die Gemüsebrühe, und pürieren Sie alles.
Geben Sie die fein gehackten Kräuter hinzu, und schmecken Sie mit den Gewürzen ab. Vor dem Servieren dekorieren Sie mit den Tomatenwürfeln.

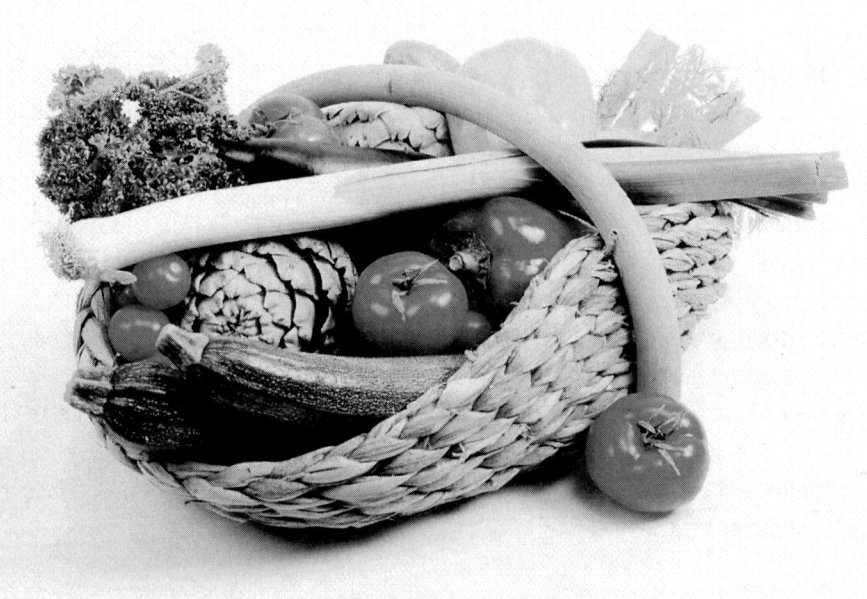

Shiitakepilzsuppe

Zutaten:

1 Lauchstange, 100 g Sellerieknolle, 350 ml Gemüsebrühe, 20 g getrocknete Shiitakepilze, 150 ml Sahne (fettreduziert), 50 g Parmesankäse, 1/8 Liter Wasser, etwas Olivenöl, Kerbel, Curcumapulver, Salz und Pfeffer

Zubereitung:

Lassen Sie die abgespülten Pilze ca. 40 Minuten in 1/8 Liter Wasser einweichen.

Schneiden Sie die Lauchstange in Ringe und die Sellerieknolle in Würfel.

Dünsten Sie das Gemüse in einem mit Öl erhitzten Topf an.

Gießen Sie das Pilzwasser und die Gemüsebrühe hinzu. Lassen Sie kurz aufkochen und weitere ca. 15 Minuten köcheln.

Passieren Sie die Suppe, und kochen Sie sie wieder auf. Geben Sie die kleingeschnittenen Pilze, den fein geriebenen Parmesankäse und die Sahne hinzu.

Schmecken Sie mit den Gewürzen ab.

Bestreuen Sie die auf Teller gefüllte Suppe mit dem fein gehackten Kerbel.

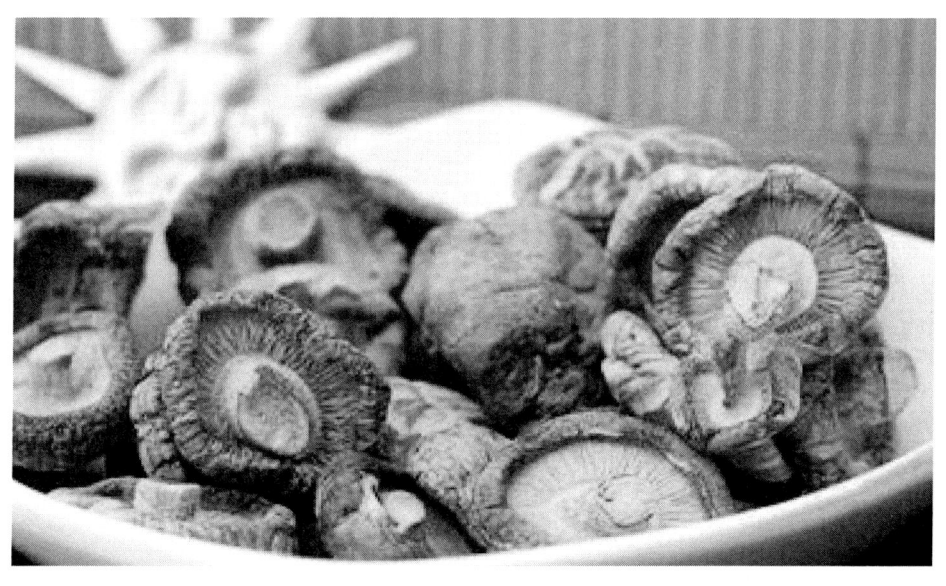

Pürierte Spinatsuppe

Zutaten für 2 Portionen:

400 g frischer Spinat, 200 g Kartoffeln, ½ Liter Gemüsebrühe, 1 Knoblauch-zehe, 1 Zwiebel, ¼ TL Curcuma, ¼ TL Moringapulver, 1 EL Olivenöl, etwas Schnittlauch

Zubereitung:

Lassen Sie den gewaschenen Spinat gut abtropfen, bevor Sie ihn in Streifen schneiden.

Dünsten Sie den Spinat zusammen mit der in Würfel geschnittenen Zwiebel und dem gepressten Knoblauch in erhitztem Öl an.

Geben Sie die Gemüsebrühe hinzu, und rühren Sie die gewürfelten Kartoffeln unter. Lassen Sie die Suppe ca. 20 Minuten kochen.

Pürieren Sie die gar gekochte Suppe und schmecken Sie sie mit den Gewür-zen ab.

Wirsing-Knoblauchsuppe

Zutaten:

600 g Wirsing, 4 Tomaten, 3 Zwiebeln, 5 Knoblauchzehen, 1 Liter Gemüse-brühe, 3 EL Olivenöl, 1 TL Thymianblätter, etwas Curcumapulver, Salz und Pfeffer

Zubereitung:

Dünsten Sie die in Würfel geschnittenen Zwiebeln und Knoblauchzehen in einem mit Öl erhitzten Topf.

Geben Sie den in Streifen geschnittenen Wirsing hinzu, und rühren Sie die Gemüsebrühe unter. Kochen Sie die Suppe kurz auf und lassen Sie sie wei-tere 20 Minuten köcheln.

Überbrühen Sie die Tomaten mit heißem Wasser, um die Haut abziehen zu können. Entfernen Sie die Kerne und schneiden Sie die Tomaten in Würfel. Geben Sie diese zu der Suppe. Schmecken Sie mit den Gewürzen ab.

Gemüsevariationen

Gemischtes Gemüse aus der Pfanne

Zutaten für 2 Portionen:
2 Zucchini, 2 gelbe und 1 rote Paprika, 2 Tomaten, 2 EL Sahne (fettredu-ziert), ½ TL Moringapulver, 200 ml Gemüsebrühe, ½ TL Curcuma, etwas Salz und Pfeffer

Zubereitung:
Schneiden Sie die gewaschenen Zucchini und Tomaten in dünne Scheiben und die gewaschenen und entkernten Paprika in Streifen.
Garen Sie das vorbereitete Gemüse in der erhitzten Gemüsebrühe so lange, bis es bissfest ist. Rühren Sie die restlichen Zutaten unter.

Rohkost-Gemüsestreifen mit Dip

Zutaten für 2 Portionen:
2 Möhren, je 1 rote und 1 grüne Paprikaschote, 50 ml saure Sahne (fettredu-ziert), 1 Salatgurke, 1 Kohlrabi, 50 ml Naturjoghurt (fettreduziert), 2 Knob-lauchzehen (fein gehackt), ½ TL Senf, Salz und Pfeffer

Zubereitung:
Die gewaschenen Paprikaschoten schneiden Sie in Viertel und entfernen die Kerne, Stielansätze und weißen Trennungen. Das Fruchtfleisch schneiden Sie in Streifen.
Die Salatgurke halbieren Sie, entfernen die Kerne und schneiden aus dem Fruchtfleisch Streifen. Die gewaschenen und geschälten Möhren und die Kohlrabi schneiden Sie in Stifte.
Für den Dip geben Sie die restlichen Zutaten in einen Mixer und verrühren diese gründlich. Schmecken Sie mit Salz und Pfeffer ab.

Brokkoli mit Quarksoße

Zutaten:

500 g Brokkoli, 100 g Magerquark, 2 Knoblauchzehen, 1 hartgekochtes Omega-3-Ei, 100 ml Wasser, 2 EL MCT-Speiseöl, 2 EL Sahne, 2 EL Zitronensaft, etwas Salz und Pfeffer

Zubereitung:

Schneiden Sie den Brokkoli in mundgerechte Röschen, und waschen Sie diese. Geben Sie den Brokkoli zusammen mit 1 EL Zitronensaft und dem MCT-Speiseöl in kochendes Salzwasser. Lassen Sie ihn ca. 10 Minuten kochen, bis er bissfest ist. Dann lassen Sie ihn abtropfen und leicht abkühlen.

Verrühren Sie den Quark mit dem zerdrückten Knoblauch, der Sahne und 1 EL Zitronensaft. Schmecken Sie die Soße mit etwas Salz und Pfeffer ab.

Hacken Sie das hartgekochte gepellte Ei in feine Stückchen, und streuen Sie diese über den angerichteten Brokkoli.

Gemischtes Rohkost-Gemüse

Zutaten:

50 g Blumenkohl, 8 Radieschen, 2 Möhren, 1 kleine Zucchini, etwas Zitronensaft, MCT-Speiseöl, Schnittlauch, Salz und Pfeffer

Zubereitung:

Schneiden Sie den gewaschenen Blumenkohl in kleine Röschen. Die gesäuberten Radieschen, Möhren und Zucchini werden fein geraspelt.

Für die Soße verrühren Sie den Zitronensaft mit dem MCT-Speiseöl, etwas Salz und Pfeffer und dem fein gehackten Schnittlauch.

Geben Sie das vorbereitete Gemüse in eine Schüssel, und vermengen Sie dies mit der fertigen Soße.

Nudeln mit Spargel-Zucchini-Gemüse

Zutaten für 4 Personen:
500 g Zucchini, 500 g Spargel, 300 g eifreie Nudeln, 150 ml Sahne (fettreduziert), ½ Bund Petersilie, 4 EL Olivenöl, etwas Salz und Muskat, 2 Knoblauchzehen

Zubereitung:
Erhitzen Sie 2 EL Olivenöl in einer Pfanne, und schwitzen Sie die zerkleinerten Knoblauchzehen darin an. Schälen Sie den Spargel, und schneiden Sie diesen in Stücke. Waschen Sie die Zucchini, und schneiden Sie diese anschließend in dünne Scheiben. Zusammen mit den Spargelstücken geben Sie die Zucchinischeiben in die Pfanne. Dünsten Sie das Gemüse so lange, bis es bissfest ist. Rühren Sie die Sahne unter, und würzen Sie mit etwas Salz und Muskat.
Kochen Sie die Nudeln nach Anweisung der Packungsbeschreibung bissfest. Erhitzen Sie 2 EL Olivenöl, und schwenken Sie die gar gekochten Nudeln darin. Schmecken Sie vor dem Servieren mit etwas Salz ab. Streuen Sie die fein gehackte Petersilie darüber.

Gefüllte Auberginen

Zutaten für 2 Personen:
2 mittelgroße Auberginen, 200 g Fetakäse, 200 g Hüttenkäse, 1 kleine Zwiebel, 4 Knoblauchzehen, ¼ Bund Basilikum, 2 EL Paprikapüree, 4 EL Olivenöl, 50 g geriebener Parmesankäse

Zubereitung:
Schneiden Sie die Auberginen längsseitig in zwei Hälften, und höhlen Sie sie aus. Das Fruchtfleisch geben Sie zusammen mit dem Olivenöl und der klein geschnittenen Zwiebel in eine Pfanne und braten dies bei stetigem Umrühren kurz an. Verrühren Sie den Fetakäse und Hüttenkäse mit dem Paprikapüree, und dem fein gehackten Knoblauch.
Befüllen Sie die ausgehöhlten Auberginenhälften mit dem fertigen Auberginenmus. Belegen Sie dieses mit der Käsemischung.
Das in Streifen geschnittene Basilikum legen Sie darüber und bestreuen dies mit dem Parmesankäse.
Im vorgeheizten Backofen backen Sie die Auberginen ca. 25 Minuten bei 180°C.

Brokkoli mit gerösteten Reisflocken

Zutaten:
750 g Brokkoli, 5 EL Flocken aus poliertem Reis, 1 EL Olivenöl

Zubereitung:
Schneiden Sie den Brokkoli in mundgerechte Röschen. Nachdem Sie sie gewaschen haben, dünsten Sie sie gar.
Rösten Sie die Reisflocken in einer Pfanne goldgelb, und geben Sie das Olivenöl hinzu. Verteilen Sie die fertigen Reisflocken auf den gar gedünsteten Brokkoli.

Grünkohlgemüse

Zutaten:
700 g frischer Grünkohl, 1 Zwiebel, 1 Knoblauchzehe, 2 EL Olivenöl, 1/8 Liter Wasser, etwas Salz und Pfeffer

Zubereitung:
Entfernen Sie die Grünkohlblätter von den Stielen, und waschen und zerkleinern Sie selbige anschließend. Schneiden Sie die Zwiebel und Knoblauchzehe in kleine Würfel.
Erhitzen Sie 1 EL Olivenöl und braten darin die Knoblauch- und Zwiebelwürfel bei kleiner Hitze, bis sie glasig sind.
Geben Sie das Wasser, den Grünkohl und etwas Salz und Pfeffer hinzu. Kochen Sie alles kurz auf, und lassen Sie es zugedeckt bei niedriger Temperatur 10 Minuten garen. Dann mischen Sie das restliche Olivenöl unter.
Tipp:
Das Grünkohlgemüse schmeckt sehr gut zu Pellkartoffeln.

Chicorée-Schiffchen

Zutaten für 2 Personen:
10 Blätter Chicorée, 3 EL Leinöl, 1 Knoblauchzehe (zerdrückt), 1 EL Balsamico-Essig, 1 EL Honig, 1 EL Senf, ½ TL Curcuma, etwas Salz und Pfeffer

Zubereitung:
Waschen und trocknen Sie die Chicoréeblätter und richten Sie sie auf 2 großen Tellern an.
Für die Soße vermengen Sie restlichen Zutaten, bis die Konsistenz cremig ist. Schmecken Sie mit Salz und Pfeffer ab, und verteilen Sie die Soße auf die Chicoréeblätter.

Auberginenmus

Zutaten:

500 g Auberginen, 1 Zwiebel, 3 Knoblauchzehen, ½ Zitrone, ½ Bund Petersilie, 1 Becher Naturjoghurt (fettreduziert), 2 Tomaten, etwas Thymian, Salz und Pfeffer, 1 EL Leinöl

Zubereitung:

Legen Sie die Auberginen mit der Schale auf einen Rost im vorgeheizten Backofen. Backen Sie die Auberginen bei 180 °C ca. 1 Stunde, bis sie weich sind.

Schälen und zerhacken Sie die Zwiebel und die Knoblauchzehen. Waschen Sie die Petersilie, und hacken Sie diese klein.

Lassen Sie die Auberginen abkühlen, um sie anschließend zu halbieren. Mit einem Löffel schaben Sie das Fruchtfleisch heraus und beträufeln dieses mit dem Zitronensaft. Fügen Sie dann die Zwiebel, Petersilie, den Knoblauch, Joghurt und das Leinöl hinzu. Vermengen Sie alles, und schmecken Sie das Mus mit Salz, Pfeffer und Thymian ab.

Waschen Sie die Tomaten, entfernen Sie die Kerne, und schneiden Sie die Tomaten in Scheiben. Garnieren Sie das Auberginenmus mit den Tomatenscheiben.

Tipp:

Servieren Sie das Auberginenmus mit Weißbrot oder Beilagen wie eifreien Nudeln oder Kartoffelpüree.

Überbackenes Gemüse

Zutaten:

750 g Gemüse (z. B. Spinat, Porree, Chicorée), 20 g Butter, 40 g Roggenmehl (Type 815), 200 g geriebener Gouda, ¼ Liter Milch (fettreduziert), etwas Olivenöl, Salz, Pfeffer, Paprika und Muskat

Zubereitung:

Säubern Sie das Gemüse, und schneiden Sie es in kleine Stücke. Geben Sie es in Salzwasser, kochen kurz auf und garen es dann ca. 15 Minuten. Bereiten Sie aus dem Mehl und der Butter eine helle Schwitze. Löschen Sie diese mit Gemüsewasser und Milch ab. Schmecken Sie sie mit Käse und den Gewürzen ab. Füllen Sie das Gemüse in eine mit Olivenöl eingefettete Auflaufform, und gießen Sie die Soße darüber. Im vorgeheizten Backofen backen Sie den Auflauf ca. 30 Minuten bei 200 °C.

Kürbis-Möhrengemüse

Zutaten:

350 g Kürbis, 1 grüne Paprikaschote, 150 g Möhren, 1 Zwiebel, 1 EL Olivenöl, je 125 ml Sahne (fettreduziert) und Gemüsebrühe, 1 TL Curcuma, etwas Salz, Pfeffer und Schnittlauch

Zubereitung:

Schneiden Sie das entkernte Kürbisfleisch in Würfel, die abgeschabten und gewaschenen Möhren in Scheiben und die Paprikaschote in Streifen.
Die Zwiebel wird halbiert, in feine Halbkreise geschnitten und in einer mit Olivenöl erhitzten Pfanne glasig gebraten. Dann geben Sie das vorbereitete Gemüse hinzu und dünsten dieses kurz mit.
Rühren Sie die Sahne und Gemüsebrühe unter und garen Sie das Gemüse ca. 15 Minuten bis es bissfest ist. Geben Sie das Curcumapulver hinzu und schmecken Sie mit etwas Salz und Pfeffer ab. Verteilen Sie das fertige Gemüse auf vorgewärmten Tellern. Dekorieren Sie mit dem fein gehackten Schnittlauch.

Zucchini mit Shiitakefüllung

Zutaten für 2 Portionen:

2 Zucchini, 50 g Fetakäse, 20 g getrocknete Shiitakepilze, 2 Knoblauchzehen, 2 TL Tomatenpüree, 2 EL Schnittlauch, 1 kleine Tasse Wasser, etwas Olivenöl, Curcuma, Salz und Pfeffer

Zubereitung:

Lassen Sie die Shiitakepilze in Wasser einweichen, drücken Sie diese aus, bevor Sie sie in grobe Stücke schneiden.
Schneiden Sie die Zucchini in zwei Längshälften, und höhlen Sie das Fruchtfleisch aus. Vermengen Sie das klein gehackte Zucchinifleisch mit dem zerbröselten Fetakäse, den Pilzstücken, dem Tomatenpüree, fein gehackten Knoblauch und dem Wasser. Schmecken Sie mit Curcuma, Salz und Pfeffer ab.
Füllen Sie die fertige Masse in die ausgehöhlten Zucchini, und legen Sie diese in eine eingefettete Auflaufform. Im nicht vorgeheizten Backofen backen Sie die Zucchini ca. 20 Minuten bei 200 °C.

Brokkoli mit Knäckebrot

Zutaten:

1 kg Brokkoli, 80 g Roggen-Knäckebrot (Type 815) oder Weizen-Knäckebrot (Type 405), 2 Omega-3-Eier, ½ Bund Schnittlauch, 3 EL Olivenöl, etwas Kresse und Salz

Zubereitung:

Schneiden Sie den Brokkoli in mundgerechte Röschen. Nachdem Sie diese gewaschen haben, geben Sie sie in kochendes Wasser, bis sie bissfest sind. Die hart gekochten Eier werden geschält und fein gewürfelt. Hacken Sie den gewaschenen Schnittlauch und die Kresse klein. In dem erhitzten Olivenöl rösten Sie das in Brösel zerkrümelte Knäckebrot an.
Gießen Sie den Brokkoli ab, und richten Sie ihn auf einer vorgewärmten Platte an. Geben Sie die Knäckebrotbrösel, Eier, den Schnittlauch und die Kresse darüber, und servieren Sie sofort.

Möhren-Champignon-Gemüse

Zutaten für 2 Portionen:

250 g Möhren, 150 g Champignons, 1 Zucchini, 150 ml Gemüsebrühe, 2 Knoblauchzehen, 1 Frühlingszwiebel, 1 TL Moringapulver, 1 EL Olivenöl, 1 EL Crème fraîche, etwas Salz und Pfeffer

Zubereitung:

Schneiden Sie die abgeschabten und gewaschenen Möhren, die Zucchini und die geputzten Champignons in Scheiben. Dünsten Sie das vorbereitete Gemüse in einer mit Olivenöl erhitzten Pfanne an.
Gießen Sie die Gemüsebrühe darüber, geben Sie die fein gehackten Knoblauchzehen hinzu, und lassen Sie ca. 10 Minuten lang köcheln.
Rühren Sie die in Ringe geschnittene Frühlingszwiebel, Crème fraîche und das Moringapulver unter. Schmecken Sie mit etwas Salz und Pfeffer ab.

Kartoffelvariationen

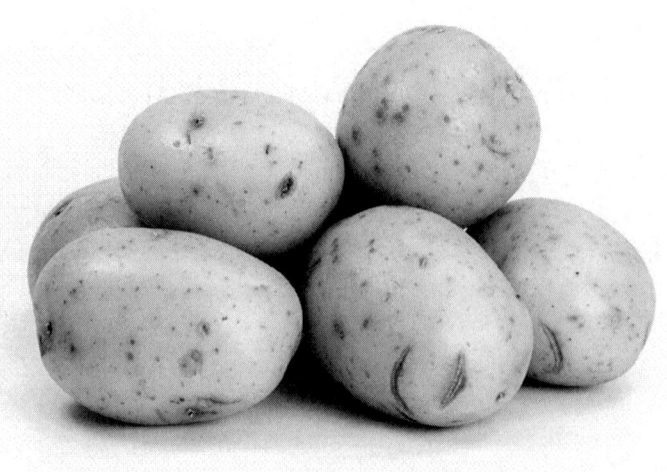

Kartoffelauflauf mit Zwiebeln

Zutaten:

800 g Kartoffeln, 80 g geriebener Gouda (fettreduziert), 100 ml Gemüsebrühe, 250 ml Milch (fettreduziert), 4 mittelgroße Zwiebeln, 1 EL Mehl, etwas Olivenöl, Salz und Pfeffer

Zubereitung:

Kochen Sie die Kartoffeln ca. 20 Minuten als Pellkartoffeln. Lassen Sie sie abkühlen, und ziehen Sie die Schale ab. Schälen Sie die Zwiebeln, und schneiden Sie sie in kleine Würfel.

Für die Soße geben Sie die zerkleinerten Zwiebeln in einen mit Olivenöl erhitzten Topf, und dünsten Sie diese glasig. Danach bestäuben Sie mit Mehl und schwitzen an. Geben Sie Milch und die Gemüsebrühe hinzu. Kochen Sie alles kurz auf, und lassen Sie die Soße bei niedriger Temperatur ca. 5 Minuten lang köcheln. Schmecken Sie mit Salz und Pfeffer ab.

Die Pellkartoffeln schneiden Sie in dünne Scheiben. Legen Sie diese schichtweise in eine zuvor eingefettete Auflaufform. Nach jeder Kartoffelschicht gießen Sie etwas Soße darüber. Abschließend verteilen Sie den geriebenen Käse und die Sahne.

Stellen Sie die Auflaufform in einen aufgewärmten Backofen und backen Sie ca. 20 Minuten bei 200 °C.

Zucchini-Kartoffelgratin

Zutaten:

750 g Kartoffeln, 500 g Zucchini, 2 Knoblauchzehen, 200 ml Sahne (fettreduziert), ½ Bund Thymian, 2 EL Butter, Olivenöl, Salz

Zubereitung:

Schneiden Sie die Kartoffeln in dünne Scheiben, und kochen Sie diese mit Wasser und Salz. Lassen Sie sie nach dem Abgießen etwas abkühlen.

Die gewaschenen Zucchinis schneiden Sie in etwas dickere Scheiben. Schichten Sie die Kartoffeln und Zucchinischeiben dachziegelartig in eine mit Olivenöl eingefettete Auflaufform. Bestreuen Sie die oberste Schicht mit etwas Salz, Thymian und dem in Würfel geschnittenen Knoblauch. Verteilen Sie die geschlagene Sahne und die Butterflöckchen darauf.

Geben Sie die Gratinform in den kalten Backofen, und backen Sie den Auflauf ca. 40 Minuten bei 170 °C.

Knoblauchkartoffeln mit Löwenzahnsalat

Zutaten:

1,2 kg kleine Kartoffeln, 250 g frische Löwenzahnblätter, 250 g junger Gouda am Stück (fettreduziert), 3 EL Crème fraîche, 3 hartgekochte Omega-3-Eier, 75 ml Sahne (fettreduziert), 1 Bund Frühlingszwiebeln, 2 EL Olivenöl, 3 Knoblauchzehen, Saft von 1 Zitrone, ½ TL mittelscharfer Senf, 1 TL Moringapulver, etwas Salz und Pfeffer

Zubereitung:

Reinigen Sie die Kartoffeln gründlich, und kochen Sie sie ca. 10 Minuten lang fast gar.

Säubern Sie die Frühlingszwiebeln und schneiden das Grün in feine Ringe. Die Zwiebeln lassen Sie ganz. Die geschälten Knoblauchzehen drücken Sie durch eine Knoblauchpresse.

Geben Sie die Kartoffeln in eine mit Olivenöl erhitzte Pfanne und braten Sie sie von allen Seiten kurz an. Fügen Sie die Zwiebeln und den Knoblauch hinzu und braten Sie dies ca. 5 Minuten mit. Würzen Sie mit etwas Salz und Pfeffer.

Reinigen Sie die Löwenzahnblätter gründlich, und lassen Sie sie gut abtropfen. Richten Sie die Löwenzahnblätter auf 3 Tellern dekorativ an.

Die hartgekochten Eier schneiden Sie längsseitig in dünne Scheiben und den Gouda in Würfel. Geben Sie beides portionsweise auf die hergerichteten Salatblätter und streuen Sie das Grün der Frühlingszwiebeln darüber.

Geben Sie das Crème fraîche, die Sahne, den Zitronensaft, Senf und das Moringapulver in eine Schüssel und vermengen Sie diese Zutaten zu einer Soße. Schmecken Sie mit etwas Salz und Pfeffer ab und gießen Sie sie portionsweise über den Salat.

Servieren Sie die Knoblauchkartoffeln zu dem Löwenzahnsalat.

Tipp:

Die jungen Blätter, die vor der Blütezeit heranwachsen, sind nicht so bitter wie ältere Blätter. Beim Selbstpflücken sollte man darauf achten, dass man den Löwenzahn nicht an schadstoffbelasteten Standorten erntet wie z. B. am Straßenrand mit viel Autoverkehr.

Kartoffeln mit Roter Bete

Zutaten:

250 g Kartoffeln, 3 große Knollen Rote Bete, 1 TL Gemüsebrühe, 2 TL
Crème fraîche, 1 Zwiebel, etwas Wasser, Olivenöl, Salz

Zubereitung:

Dünsten Sie die klein geschnittene Zwiebel in einem mit etwas Olivenöl
erhitzten Topf glasig. Geben Sie die in kleine Würfel geschnittene Rote Bete
und Kartoffeln und etwas Wasser hinzu, und lassen Sie das Gemüse bei mittlerer Temperatur und stetigem Umrühren ca. 8 Minuten andünsten.
Rühren Sie dann die restlichen Zutaten unter und lassen Sie das Gemüse
weitere ca. 20 Minuten leicht kochen, bis es gar ist. Schmecken Sie mit den
Gewürzen ab.

Ofenkartoffeln mit Sauerrahmcreme

Zutaten:

8 große fest kochende Kartoffeln, 200 ml Crème fraîche (fettreduziert), 1
Bund Dill, 300 ml fermentierte BioSoya (ist eine pflanzliche Alternative
zu Sauerrahm, enthält viel Omega-3), ½ Zitrone, 200 g geräucherter Lachs,
etwas Schnittlauch, Salz und Pfeffer, Alufolie

Zubereitung:

Waschen Sie die Kartoffeln gründlich ab, und kochen Sie sie anschließend ca.
25 Minuten in Salzwasser. Gießen Sie das Wasser ab und schneiden sie die
Kartoffeln einmal kreuzförmig ein. Nachdem Sie die Kartoffeln in Alufolie
eingewickelt haben, backen Sie sie ca. 15 Minuten bei 240 °C im Backofen.
Vermengen Sie den Sauerrahm mit dem Crème fraîche. Schneiden Sie den
Lachs in kleine Stückchen. Nachdem Sie den Dill fein gehackt haben, geben
Sie diesen zusammen mit dem Lachs und dem Zitronensaft zu der Sauer-
rahmcreme. Verrühren Sie die Creme gründlich. Nehmen Sie die fertigen
Kartoffeln aus dem Backofen, entfernen Sie die Alufolie und drücken Sie die
Kartoffel etwas auseinander.
Füllen Sie die Sauerrahmcreme in die Öffnung, und streuen Sie den fein ge-
hackten Schnittlauch darüber.

Kartoffeln und Paprika

Zutaten:
500 g fest kochende Kartoffeln, 200 ml Gemüsebrühe, 1 Zwiebel, 2 Paprikaschoten, 1 EL Paprikapulver, ½ TL Curcuma, 1 EL saure Sahne, 1 EL Olivenöl, etwas Dill, Salz und Pfeffer

Zubereitung:
Schneiden Sie die geschälten Kartoffeln in mittelgroße Würfel.
Dünsten Sie die fein gehackte Zwiebel in einem mit Olivenöl erhitzten Topf glasig. Geben Sie dann die Kartoffelwürfel, das Paprikapulver, Curcuma und die Gemüsebrühe hinzu. Lassen Sie dies ca. 10 Minuten bei mittlerer Temperatur im zugedeckten Topf köcheln.
Dann rühren Sie die gewaschenen, entkernten und in Streifen geschnittenen Paprikaschoten unter, würzen mit etwas Salz und Pfeffer und lassen weitere ca.15 Minuten köcheln.
Abschließend rühren Sie die saure Sahne unter, erhitzen alles noch mal kurz und bestreuen das Gericht vor dem Servieren mit dem fein gehackten Dill.

Fettarme Bratkartoffeln

Zutaten:
0,5 kg fest kochende Kartoffeln, etwas Parmesankäse

Zubereitung:
Waschen und putzen Sie die Kartoffeln gründlich. Schneiden Sie sie dann in ca. 0,5 cm dicke Scheiben. Diese legen Sie auf ein mit Backpapier ausgelegtes Backblech.
Backen Sie die Kartoffeln bei 200 °C, bis sie goldbraun geworden sind. Streuen Sie den Käse auf die Kartoffeln, und backen Sie sie weitere ca. 5 Minuten.

Kartoffel-Gnocchi

Zutaten:
1 kg mehlig kochende Kartoffeln, 100 g Weizenmehl (Type 405), 2 Eigelb von Omega-3-Eiern, 130 g Ricotta-Käse, etwas Parmesankäse, Salz und Pfeffer

Zubereitung:
Waschen Sie die Kartoffeln gründlich ab, und kochen Sie sie anschließend ca. 30 Minuten als Pellkartoffeln gar. Lassen Sie sie kurz abdampfen, und ziehen Sie die Schale ab. Drücken Sie die Pellkartoffeln durch eine Kartoffelpresse, und lassen Sie die Kartoffelmasse anschließend abkühlen. Fügen Sie dann den Ricotta-Käse, das Mehl und die Eigelbe hinzu. Verrühren Sie alles, und schmecken Sie den Teig mit Salz und Pfeffer ab.
Formen Sie aus dem Teig mit bemehlten Händen ca. 1 cm dicke Rollen, und schneiden Sie hiervon jeweils ca. 2 cm lange Stücke ab. Damit ein Rillenmuster entsteht, drücken Sie eine Seite mit einer Gabel ein.
Geben Sie die Gnocchi in einen Topf mit leicht kochendem Salzwasser. Die Gnocchi werden darin so lange gegart, bis sie an der Wasseroberfläche schwimmen.
Richten Sie die Gnocchi auf Tellern an, und streuen Sie den fein geriebenen Parmesankäse darüber.

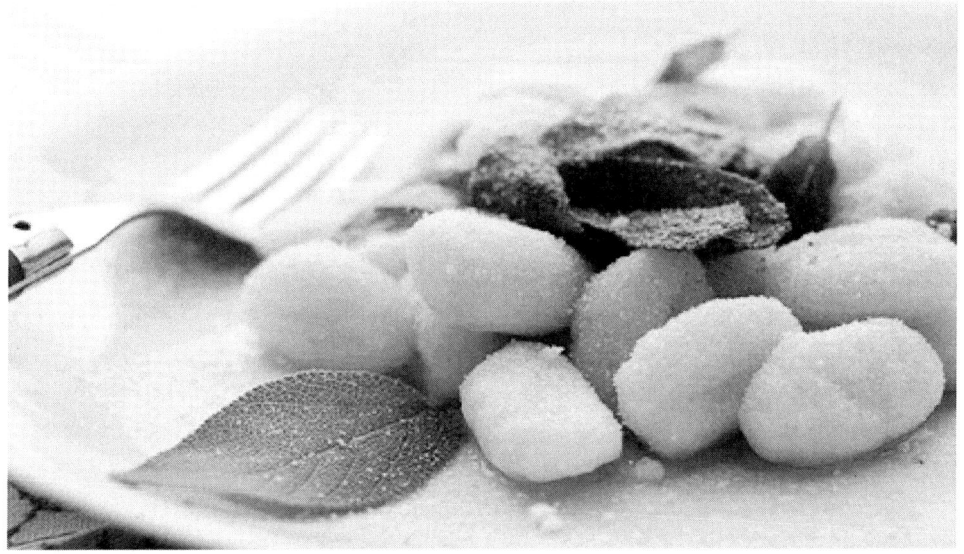

Kartoffelsalat mit gemischtem Gemüse

Zutaten für 2 Personen:
300 g Kartoffeln, 200 g Salatgurke, 2 Möhren, 3 Frühlingszwiebeln, ½ Bund
Radieschen, 1 Becher Naturjoghurt (fettreduziert), 1 TL Senf, 1 TL Balsamico-Essig, 4 EL Wasser, 2 TL Leinöl, 1 Omega-3-Ei, etwas Schnittlauch, Salz
und Pfeffer

Zubereitung:
Kochen Sie die gewaschenen und ungeschälten Kartoffeln ca. 25 Minuten in
Salzwasser gar. Nachdem Sie die Kartoffeln gepellt haben, schneiden Sie sie
in Würfel.
Schneiden Sie die gewaschenen Frühlingszwiebeln, gesäuberten Radieschen,
abgeschabten Möhren und die Salatgurke in feine Ringe.
Für die Soße verrühren Sie den Joghurt mit dem Balsamico-Essig, Wasser,
Senf, Leinöl, Salz und Pfeffer.
Das hart gekochte Ei schneiden Sie in dünne Scheiben.
Geben Sie das klein geschnittene Gemüse in eine Schüssel, und verrühren
Sie dies mit der fertigen Soße. Schmecken Sie mit etwas Salz und Pfeffer ab.
Streuen Sie vor dem Servieren den fein geschnittenen Schnittlauch über den
Kartoffelsalat, und dekorieren Sie mit den Eierscheiben.

Kartoffelauflauf mit Paprikaschoten

Zutaten für 2 Personen:
600 g Kartoffeln (vorwiegend festkochend), 100 g junger Gouda, 70 ml Sahne (fettreduziert), 2 kleine Paprikaschoten, 2 EL Crème fraîche (fettreduziert)
etwas Olivenöl, Salz und Pfeffer

Zubereitung:
Schneiden Sie die geschälten und gewaschenen Kartoffeln in dünne Scheiben. Die Paprikaschoten schneiden Sie nach dem Waschen und Entkernen in
Streifen. Würzen Sie die Kartoffelscheiben mit Salz und Pfeffer, und geben
Sie die Hälfte von den Kartoffeln in eine mit Öl eingefettete Auflaufform.
Legen Sie die Paprikastreifen darüber, und decken Sie den Auflauf mit den
verbliebenen Kartoffelscheiben ab. Verrühren Sie die Sahne mit dem Crème
fraîche und gießen dies über die Kartoffeln. Verteilen Sie abschließend den
geriebenen Gouda, und backen Sie den Auflauf ca. 60 Minuten bei 200 °C.

Curcuma-Kartoffeln

Zutaten:

400 g Kartoffeln, 2 mittelgroße Zwiebeln, 1 haselnussgroßes Stück Ingwer (fein geraspelt), 3 Knoblauchzehen, 3 EL Olivenöl, 1 TL Curcuma gemahlen, etwas Salz und Pfeffer

Zubereitung:

Schneiden Sie die geschälten und gewaschenen Kartoffeln in Würfel und kochen Sie diese gar.

Die geschälten Zwiebeln schneiden Sie in dünne Scheiben. Zerdrücken Sie die geschälten Knoblauchzehen.

In einem separaten Topf erhitzen Sie das Öl und geben die Zwiebeln, Knoblauchzehen, den Ingwer, das Curcumapulver, Salz und Pfeffer hinzu. Lassen Sie dies auf niedriger Stufe und bei gelegentlichem Umrühren ca. 10 Minuten lang ziehen.

Die gar gekochten Kartoffeln geben Sie zu der Curcumasoße, rühren alles um und lassen alles ca. 2 Minuten lang ziehen, bevor Sie heiß servieren.

Pellkartoffeln auf Spargelmangosalat

Zutaten:

1,2 kg Kartoffeln, 500 g grüner Spargel, 1 Mango, 2 EL Leinöl, 1 Bund Frühlingszwiebeln, 2 EL MCT-Speiseöl, 50 ml Sahne (fettreduziert), 70 ml Wasser

Zubereitung:

Kartoffeln 30 Min. kochen. Kurz abkühlen lassen, anschließend pellen. Bereiten Sie die Spargelstangen vor, indem Sie die Enden abschneiden und die Schale vom unteren Drittel der Stangen abschälen. Waschen Sie den Spargel danach ab. Wasser zum Kochen bringen und Spargel hinzugeben. Bei mittlerer Stufe den Spargel ca. 15 Minuten lang kochen, bis er bissfest ist. Anschließend schneiden Sie den Spargel in ca. 3 cm lange Stückchen und lassen diese abkühlen. Schälen Sie die Mango, und entfernen Sie den Stein aus der Mitte. Schneiden Sie die Mango in kleine Stücke. Reinigen Sie die Frühlingszwiebeln gründlich, und schneiden Sie diese in kleine dünne Ringe. Vermischen Sie die Mangostücke, Spargelstreifen und die Zwiebelringe in einer Schüssel. Richten Sie das Dressing an, indem Sie das Leinöl, MCT-Speiseöl und die Sahne mit 70 ml Wasser vermengen. Geben Sie Salz und Pfeffer hinzu, und schmecken Sie das Dressing ab. Fertig.

Pellkartoffeln mit Quark und Leinöl

Zutaten:

500 g Kartoffeln, 300 g Quark (fettreduziert), 1 Zwiebel, 2 EL Crème fraîche (fettreduziert), 0,25 ml Milch (fettreduziert), 1 Bund Schnittlauch, etwas Leinöl, Salz und Pfeffer

Zubereitung:

Kochen Sie die gewaschenen Kartoffeln in Salzwasser ca. 25 Minuten gar. Nach dem Abschrecken ziehen Sie die Pelle ab.

Während die Kartoffeln garen, bereiten Sie die Quarkmasse vor, indem Sie den Quark mit dem Crème fraîche, der Milch, den Zwiebelwürfeln und dem klein gehackten Schnittlauch verrühren. Schmecken Sie mit etwas Salz und Pfeffer ab.

Richten Sie die Pellkartoffeln mit dem Quark auf Tellern an, und reichen Sie dazu Leinöl, sodass man sich dieses nach Belieben unter den Quark rühren kann.

Kartoffelklöße

Zutaten:

1 kg gekochte Kartoffeln vom Vortag, 1 Omega-3-Ei, 250 g Weizenmehl (Type 405), etwas Salz

Zubereitung:

Schälen Sie die am Vortag gekochten Kartoffeln, und reiben Sie sie fein. Vermengen Sie sie anschließend mit dem Ei, Mehl und Salz zu einem festen Teig. Wenn der Teig noch an den Händen klebt, geben Sie etwas Mehl hinzu.

Formen Sie aus dem Teig Rollen mit einem Durchmesser von ca. 5 cm. Schneiden Sie hiervon dicke Scheiben ab, und formen Sie kleine Kugeln daraus.

Legen Sie die Klöße in kochendes Salzwasser, und lassen Sie sie ca. 15 Minuten ziehen.

Überbackene Basilikumkartoffeln

Zutaten für 2 Personen:
400 g Kartoffeln, 3 Knoblauchzehen, 1 Bund Basilikum, 50 g Gouda (fettreduziert), 2 TL Olivenöl

Zubereitung:
Kochen Sie die gewaschenen, ungeschälten, Kartoffeln in Salzwasser gar. Vermischen Sie für die Basilikumsoße den fein geschnittenen Knoblauch mit dem Olivenöl und klein gezupften Basilikumblättern.
Halbieren Sie die leicht abgekühlten Kartoffeln, und legen Sie diese mit der Schnittstelle nach oben auf ein mit Backpapier ausgelegtes Backblech.
Geben Sie die Basilikumsoße darauf, und belegen Sie jede Kartoffel mit etwas geriebenem Gouda. Backen Sie die Kartoffeln ca. 10 Minuten bei 190 °C im vorgeheizten Backofen.

Kartoffel-Möhren in Currysoße

Zutaten für 2 Portionen:
300 g Kartoffeln, 200 g Möhren, 1 Lauchzwiebel, 120 ml Milch (fettreduziert), 0,5 Liter Gemüsebrühe, 2 EL Currypulver, 20 g Frischkäse, ¼ TL Senf, etwas Salz und Pfeffer, 2 EL Olivenöl

Zubereitung:
Schneiden Sie die geschälten Kartoffeln und Möhren in Würfel, und kochen Sie diese in der Gemüsebrühe auf. Lassen Sie ca. 15 Minuten lang köcheln.
Dünsten Sie die in Ringe geschnittene Lauchzwiebel in einer mit Öl erhitzten Pfanne. Rühren Sie das Currypulver unter.
Gießen Sie die Kartoffeln und Möhren ab, und fangen Sie 0,25 Liter der Gemüsebrühe auf.
Geben Sie die Brühe, die Milch, den Frischkäse und Senf bei ständigem Rühren in die Pfanne. Nach dem Aufkochen lassen Sie alles ca. 5 Minuten lang köcheln. Heben Sie das Gemüse unter, und schmecken Sie mit Salz und Pfeffer ab.

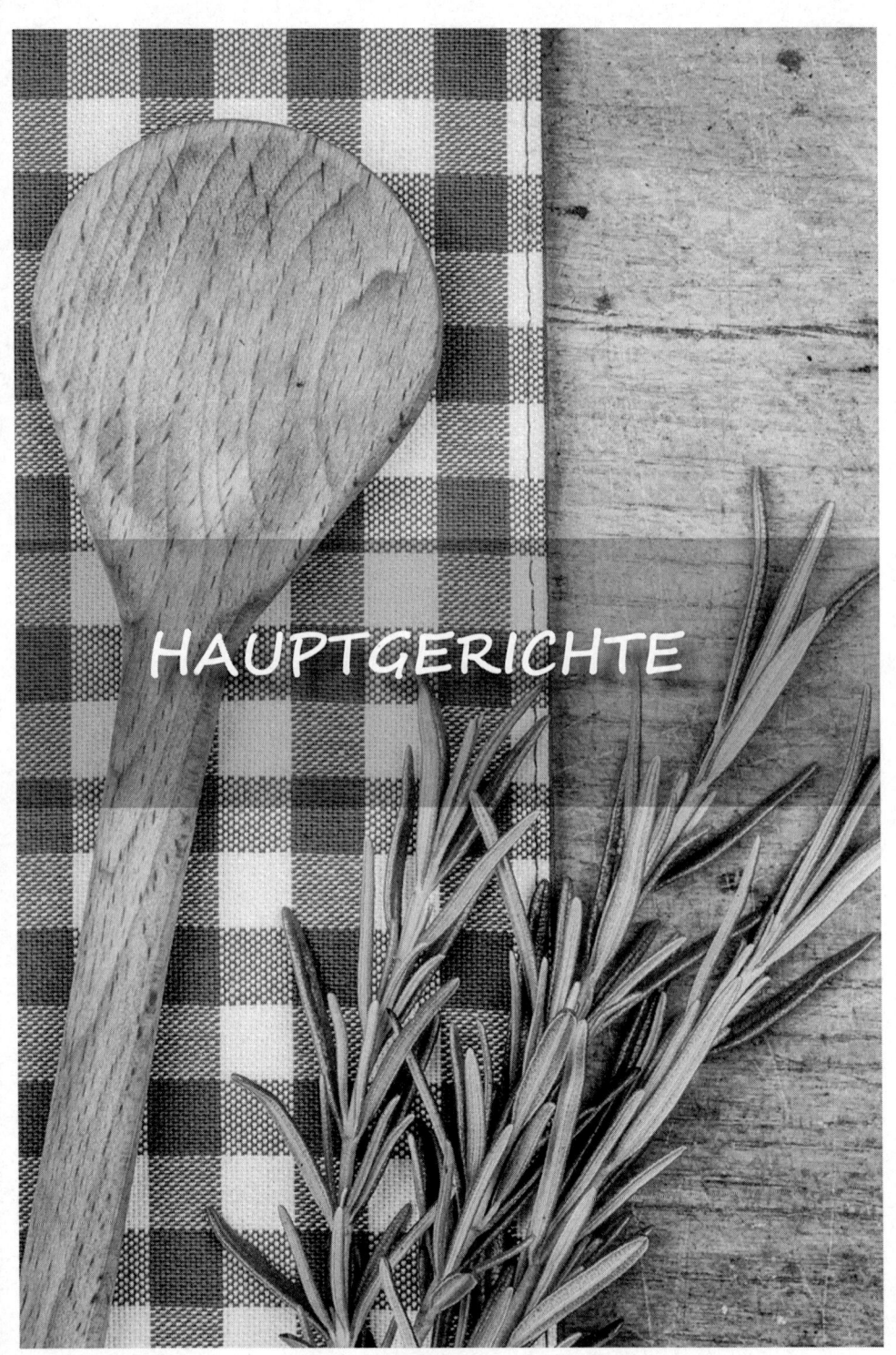

HAUPTGERICHTE

Gemischter Gemüseauflauf

Zutaten für 2 Personen:

300 g Kartoffeln,
3 Tomaten,
50 g Champignons,
1 große Zucchini,
3 Knoblauchzehen,
120 ml Gemüsebrühe,
½ TL Curcumapulver,
1 TL getrockneter Thymian,
2 EL Olivenöl,
½ TL Kümmel,
etwas Salz und Pfeffer

Kochen Sie die ungeschälten und abgewaschenen Kartoffeln in leichtem Salzwasser und ½ TL Kümmel gar. Schrecken Sie die Kartoffeln ab, um die Pelle abzuziehen.

Schneiden Sie die Tomaten, Champignons, Zucchini und die Pellkartoffeln in Scheiben und legen sie diese schichtweise in eine eingefettete Auflaufform. Verteilen Sie die Gewürze und den fein geschnittenen Knoblauch zwischen die einzelnen Lagen.

Über die oberste Schicht gießen Sie die Gemüsebrühe und das restliche Olivenöl.

Garen Sie den Auflauf ca. 25 Minuten im vorgeheizten Backofen bei 190 °C.

Bandnudeln mit Lachs-Curcumasoße

Zutaten:

200 g Bandnudeln (eifrei!),
150 g geräucherter Lachs,
200 ml Sahne (fett-reduziert),
½ Stange Lauch,
1 TL Curcumapulver,
etwas Olivenöl und Schnittlauch

Erhitzen Sie etwas Olivenöl in einem Topf, und geben Sie den in feine Streifen geschnittenen Lauch hinzu. Rühren Sie die Sahne und das Curcumapulver unter. Auf niedriger Stufe lassen Sie den Lauch ca. 20 Minuten lang köcheln. Geben Sie dann den in Streifen geschnittenen Lachs hinzu.

Kochen Sie währenddessen die Nudeln gar. Verteilen Sie diese auf die Teller, und gießen Sie die Soße darüber. Dekorieren Sie mit dem klein geschnittenen Schnittlauch, und servieren Sie sofort.

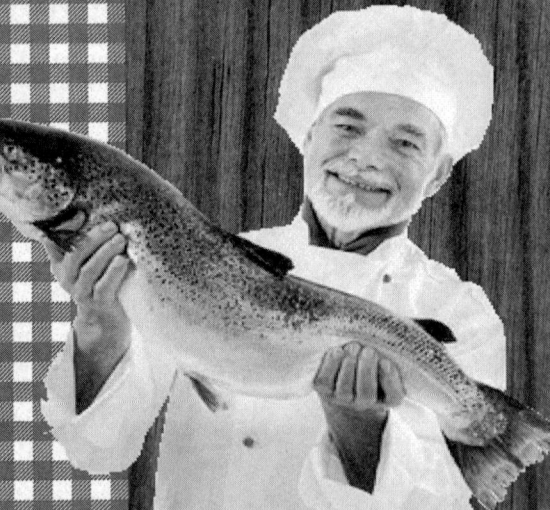

Einfaches Seezungenfilet

Reiben Sie das gewaschene Seezungenfilet mit dem Zitronensaft ein. Lassen Sie es anschließend ca. 30 Minuten ziehen. Legen Sie das Filet dann in eine eingefettete Auflaufform, und geben Sie die in kleine Würfel geschnittene Zwiebel hinzu. Würzen Sie mit etwas Salz und Pfeffer. Geben Sie die Auflaufform bei mittlerer Hitze für ca. 20 Minuten in den Backofen.

Das Seezungenfilet schmeckt gut zu Weißbrot oder parboiled Reis.

Zutaten:

200 g Seezungenfilet,
Saft von 1 Zitrone,
½ kleine Zwiebel,
etwas Olivenöl,
Salz und Pfeffer

Blumenkohlauflauf mit Pilzen

Zutaten:

300 g Blumenkohl,
1 Apfel,
1 Zwiebel,
2 Frühlingszwiebeln,
100 ml Sahne (fettre-
duziert),
1 kleine Dose gemischte
Pilze,
etwas Zitronensaft,
70 g Gouda (fettredu-
ziert),
2 EL Petersilie, etwas
Olivenöl, Salz, Pfeffer,
eine Prise Muskat

Dünsten Sie den Blumenkohl bissfest. Schneiden Sie die Zwiebel in kleine Würfel und die Frühlingszwiebeln in Streifen. Dünsten Sie die Zwiebelwürfel und die Frühlingszwiebeln in etwas Öl an.

Schälen Sie den Apfel, und entfernen Sie das Kerngehäuse. Schneiden Sie die Apfelstücke in kleine Würfel, und beträufeln Sie diese mit Zitronensaft, damit sie nicht braun verfärben.

Geben Sie den Blumenkohl mit den Apfelstückchen und den klein geschnit-tenen Pilzen in eine zuvor eingefettete Auflaufform. Würzen Sie mit etwas Salz, Pfeffer und Muskat.

Mischen Sie die Sahne mit dem kleingeschnittenen Gouda, den Zwiebeln und der gehackten Petersilie. Gießen Sie die Sahnemischung gleichmäßig über den Blumenkohlauflauf.

Geben Sie die Auflaufform in den vorgeheizten Backofen, und garen Sie den Auflauf bei 190 °C ca. 30 Minuten.

Kochen Sie die Nudeln entsprechend der Anweisung auf der Verpackung gar, und verteilen Sie sie dann in einer gefetteten Auflaufform.

Salzen Sie die Fischfilets, und beträufeln Sie diese mit dem Zitronensaft. Bestreichen Sie den Fisch mit dem Senf, und legen Sie ihn auf die Nudeln.

Verteilen Sie die in Würfel geschnittenen Tomaten, Knoblauchzehen und Pilze und die in Scheiben geschnittene Zwiebel darüber.

Belegen Sie alles mit den Mozzarella-Scheiben.

Garen Sie den Auflauf im vorgeheizten Backofen bei 190 °C ca. 30 Minuten.

Zutaten für 2 Portionen:

250 g Penne-Nudeln (eifrei),
500 g Fischfilet,
5 frische Pfifferlinge,
2 Tomaten,
1 Zitrone,
125 g Mozzarella (fettreduziert),
3 Knoblauchzehen,
etwas Olivenöl,
Zitronensaft, Senf

Forelle im Bratschlauch

Zutaten für 1 Person:

1 Forelle, etwas Salz und Pfeffer

Waschen und trocknen Sie die frische Forelle ab. Würzen Sie sie dann innen und außen, und geben Sie sie zusammen mit etwas Wasser in einen Bratschlauch.

Backen Sie die Forelle ca. 20 Minuten im vorgeheizten Backofen bei 180 °C. Schalten Sie den Backofen aus, und lassen Sie die Forelle weitere ca. 10 Minuten ruhen.

Die Forelle schmeckt gut zu Weißbrot oder Reis.

Pilz-Lauch-Risotto

Lassen Sie den Reis in der Gemüsebrühe im geschlossenen Topf ca. 20 Minu-ten lang köcheln. Würzen Sie den fertigen Reis mit etwas Muskat, Salz und Pfeffer und der gehackten Petersilie.

Reinigen Sie die Pilze und die Lauchzwiebel. Schneiden Sie die Lauchzwiebel in dünne Scheiben und die Pilze in Viertel. Dünsten Sie die Pilze in einer mit dem Olivenöl erhitzten Pfanne an, und geben Sie die Lauchzwiebeln dazu. Würzen Sie mit etwas Salz und Pfeffer.

Geben Sie den bissfest gekochten Reis und etwas von der Gemüsebrühe in die Pfanne. Lassen Sie alles noch ein paar Minuten ziehen.

Geben Sie das fertige Risotto auf einen Teller, und streuen Sie etwas geriebenen Parmesan darüber.

Zutaten für 1 Person:

100 g Reis,
100 g Pilze,
220 ml Gemüsebrühe,
1 Lauchzwiebel,
2 TL Olivenöl,
1 EL gehackte Petersilie,
etwas geriebener Parmesan,
Muskat,
Salz und Pfeffer

Rotbarschfilet

Zutaten für 2 Personen:

4 Rotbarschfilets,
1 Zwiebel,
1 Knoblauchzehe,
etwas Olivenöl,
eine Handvoll Petersilie,
Salz und Pfeffer

Legen Sie die abgewaschenen Fischfilets auf eine ausgebreitete Alufolie. Würzen Sie das Filet mit klein gehackter Petersilie, Salz und Pfeffer. Schneiden Sie die Zwiebel und die Knoblauchzehe in kleine Würfel, und streuen Sie diese auf den Fisch. Träufeln Sie etwas Olivenöl darauf, und schließen Sie die Alufolie.

Backen Sie den Fisch ca. 35 Minuten im vorgeheizten Backofen bei 180 °C. Reichen Sie zu dem Fischfilet einen (Gemüse-)salat.

Seelachsfilet mit Curcuma-Rahmsoße

Dünsten Sie die in Würfel geschnittene Zwiebel mit dem fein gehackten Knoblauch in einer mit Öl erhitzten Pfanne an. Rühren Sie die Gemüsebrühe unter, und kochen Sie den Sud kurz auf, danach auf niedriger Stufe köcheln lassen.

Beträufeln Sie das in Stücke geschnittene Fischfilet mit dem Zitronensaft. Würzen Sie es mit etwas Salz und Pfeffer, und lassen Sie es ca. 5 Minuten in der Gemüsebrühe ziehen. Nehmen Sie den Fisch heraus, und halten Sie ihn warm.

Schneiden Sie die Tomaten in kleine Stücke, die Frühlingszwiebel in feine Ringe und die Möhre in Würfel.

Rühren Sie die Sahne, den Senf, das Estragon und das Curcumapulver unter die Brühe, und geben Sie das vorbereitete Gemüse hinzu. Lassen Sie 5 Minuten köcheln und geben dann den Fisch hinzu. Lassen Sie weitere ca. 3 Minuten köcheln.

Zutaten für 2 Portionen:

400 g Seelachsfilet,
1 Möhre,
2 Tomaten,
2 Frühlingszwiebeln,
250 ml Gemüsebrühe,
100 ml Sahne (fettreduziert),
1 EL Olivenöl,
1 kleine Zwiebel,
3 Knoblauchzehen,
½ Zitrone,
½ TL Senf,
½ TL Estragon,
1 TL Curcuma,
etwas Balsamico-Essig,
Salz und Pfeffer

Selbstgemachte Fischstäbchen im Backofen

Zutaten:

5 Seelachsfilets,
2 EL Mais-Frühstücksflocken,
etwas Curcumapulver,
Salz und Pfeffer

Zerdrücken Sie die Fischfilets in einer Schüssel mit einer Gabel. Geben Sie die Maisflocken in einen Mixer, und mixen Sie sie fein. Die zerkleinerten Maisflocken vermengen Sie mit der Fischmasse und den restlichen Zutaten.

Formen Sie mit den Händen mehrere Teigrollen. Legen Sie diese auf ein mit Backpapier ausgelegtes Backblech und drücken Sie auf der Oberfläche und an den Seiten platt, sodass sie eine Form wie Fischstäbchen bekommen.

Schieben Sie das Backblech in den mit 170 °C vorgeheizten Backofen, und backen Sie die Fischstäbchen ca. 20 Minuten.

Spinat-Reis-Risotto ★

Kochen Sie den Reis in der Gemüsebrühe auf, und lassen Sie ihn dann abtropfen.

Erhitzen Sie das Öl in einer Pfanne, und geben Sie den Reis, die fein gehackte Zwiebel und die in Scheiben geschnittenen Champignons hinzu. Braten Sie alles kurz an, sodass die Zwiebelstückchen glasig werden.

Schneiden Sie den Spinat in Streifen, und geben Sie diese zusammen mit der Milch und etwas Salz und dem Thymian in einen Topf. Kochen Sie kurz auf. Verteilen Sie den fertig gekochten Reis auf zwei Teller, und gießen Sie die Spinatmischung darüber.

Zutaten für
2 Portionen:

300 g Reis,
½ Liter Gemüsebrühe,
250 g frischer Spinat,
120 ml Milch (fettreduziert),
1 Zwiebel,
60 g Champignons, 2 EL Olivenöl,
2 TL Thymian,
etwas Salz

Nudeln mit Zucchini und Knoblauch

Zutaten für 2 Portionen:

150 g Nudeln (eifrei!),
300 g Zucchini,
1 kleine Zwiebel,
6 Knoblauchzehen,
etwas Schnittlauch,
Salz und Muskat,
etwas Olivenöl

Während die Nudeln nach Packungsanleitung in Salzwasser kochen, schneiden Sie die gewaschene Zucchini in fingerlange Stifte. In einer mit etwas Olivenöl erhitzten Pfanne schwitzen Sie die fein gehackten Knoblauchzehen und die Zwiebelwürfel an. Geben Sie dann die Zucchinistifte, Salz und Muskat hinzu, und dünsten Sie dies.

Erhitzen Sie etwas Olivenöl, und schwenken Sie darin die gar gekochten Nudeln. Geben Sie die Nudeln und das Gemüse auf vorgewärmte Teller, und dekorieren Sie vor dem Servieren mit dem fein geschnittenen Schnittlauch.

Auflauf mit buntem Gemüse

Schneiden Sie den gesäuberten Blumenkohl und Brokkoli in kleine Röschen und die Möhren und Zucchini in Stifte.

Entfernen Sie die Schalen der Pellkartoffeln, und ziehen Sie die Haut der Tomaten unter heißem Wasser ab. Schneiden Sie die Kartoffeln, Tomaten, Zwiebeln und Knoblauchzehen in Würfel. Vermengen Sie das vorbereitete Gemüse, und rühren Sie die Eier, Milch und den Käse unter. Schmecken Sie mit den Gewürzen ab.

Füllen Sie alles in eine eingefettete und verschließbare Auflaufform. Backen Sie den Auflauf im nicht vorgeheizten Backofen bei 170 °C ca. 55 Minuten.

Zutaten für 2 Portionen:

je 150 g Zucchini, Blumenkohl, Brokkoli, Möhren, Tomaten und Pellkartoffeln, 200 ml Milch (fettreduziert), 50 g geriebenen Gouda (fettreduziert), 2 kleine Zwiebeln, 2 Knoblauchzehen, 2 Omega-3-Eier, etwas Curcumapulver, Salz und Pfeffer

Fusilli-Nudeln mit Auberginen

Zutaten für 2 Portionen:

200 g eifreie Fusilli-Nudeln,
250 g frische Tomaten,
1 Aubergine,
2 Knoblauchzehen,
½ Zwiebel,
3 EL Olivenöl,
etwas Wasser,
eine Handvoll frische Basilikumblätter

Schneiden Sie die Zwiebel und Knoblauchzehen in Würfel, und dünsten Sie diese in erhitztem Olivenöl an.

Überbrühen Sie die Tomaten mit kochendem Wasser, um sie anschließend zu häuten. Vierteln Sie die Tomaten, und entfernen Sie die Kerne. Geben Sie die klein geschnittenen Tomaten zu den Zwiebeln. Lassen Sie dies ca. 10 Minuten lang bei niedriger Temperatur und regelmäßigem Umrühren köcheln.

Die Aubergine schneiden Sie in feine Scheiben und garen diese in einer Pfanne unter Hinzugabe von etwas Wasser.

Sobald die im Salzwasser gegarten Nudeln fertig sind, lassen Sie diese gut abtropfen, bevor Sie sie auf zwei Tellern verteilen. Die fertige Tomatensoße geben Sie über die Nudeln und dekorieren mit den Auberginenscheiben und Basilikumblättern.

Nudeln mit Currysoße

Kochen Sie die Nudeln im Salzwasser bissfest. Für die Soße verrühren Sie die Sahne mit dem Apfelsaft und erhitzen dies im Topf. Schmecken Sie die Sahne mit dem Curry- und Curcumapulver ab.

Gießen Sie die Soße über die angerichteten Nudeln, und streuen Sie etwas Parmesankäse darüber.

Zutaten für 2 Portionen:

200 g eifreie Nudeln,
20 ml Apfelsaft,
2 TL Currypulver,
1 TL Curcumapulver,
½ Tasse Sahne (fettreduziert),
etwas Parmesankäse

Kabeljau in Gemüse überbacken

Zutaten:

500 g Kabeljaufilet,
3 Zwiebeln,
4 Tomaten,
1 Salatgurke,
2 Knoblauchzehen,
120 ml Sahne (fettreduziert),
100 g geriebener Parmesankäse,
etwas Olivenöl,
Salz und Pfeffer

Dünsten Sie die in Würfel geschnittenen Zwiebeln und Knoblauchzehen in einer Pfanne mit erhitztem Öl an.

Geben Sie die in Stücke geschnittene Salatgurke hinzu, und dünsten sie ca. 10 Minuten lang auf niedriger Stufe.

Übergießen Sie die Tomaten mit heißem Wasser, um sie zu enthäuten. Geben Sie die in Viertel geschnittenen Tomaten in die Pfanne. Rühren Sie das Gemüse, und füllen Sie es in eine eingefettete Auflaufform.

Legen Sie das gesäuberte und gewürzte Fischfilet auf das Gemüse.

Verrühren Sie die Sahne mit dem Käse, und geben Sie die Soße über den Fisch. Backen Sie den Fischauflauf im vorgeheizten Backofen ca. 20 Minuten bei 190 °C.

Nudeln mit Paprikasoße

Kochen Sie die Nudeln im Salzwasser bissfest.

Für die Soße verrühren Sie die Sahne mit dem Apfelsaft und erhitzen dies im Topf. Schmecken Sie die Sahne mit dem Paprikapulver und Salz und Pfeffer ab. Gießen Sie die Soße über die angerichteten Nudeln, und streuen Sie etwas fein geraspelten Gouda darüber.

Zutaten für 2 Personen:

200 g eifreie Nudeln,
½ Tasse Sahne,
20 ml Apfelsaft,
2 TL Paprikapulver,
etwas Gouda (fettreduziert),
Salz und Pfeffer

Miesmuscheln

Bürsten Sie die Muscheln gründlich unter fließendem kaltem Wasser, und entfernen Sie die Bärte.

Zutaten für 2 Personen:

1,5 kg Miesmuscheln,
1 Zwiebel,
4 Knoblauchzehen,
200 ml Wasser,
½ Bund Suppengrün,
4 EL Olivenöl,
etwas Salz und Pfeffer

Putzen und waschen Sie das Suppengrün, bevor Sie es in Stücke schneiden.

Schneiden Sie die Zwiebel und die Knoblauchzehen in kleine Würfel, und dünsten Sie diese in einem großen mit Öl erhitzten Topf an.

Geben Sie alle Zutaten in den Topf, und lassen Sie die Muscheln bei gelegent-lichem Umrühren ca. 12 Minuten kochen, bis sie alle geöffnet sind.

Räucherfisch mit Reis

Kochen Sie den Reis bissfest. Sobald der Reis gar ist, gießen Sie das Wasser ab und lassen ihn auf einem Sieb abtropfen.

Schneiden Sie das hart gekochte Ei in Würfel. Zerpflücken Sie den Fisch in kleine Stücke, und schwenken Sie diese in der mit Olivenöl erhitzten Pfanne.

Kochen Sie die Sahne mit dem Curry in einem Topf kurz auf, fügen Sie den Reis hinzu. Heben Sie den Fisch und zwei Drittel der zerkleinerten Eierstücke unter. Schmecken Sie mit Salz ab.

Das auf 2 Teller verteilte Fischgericht bestreuen Sie mit den restlichen Eierwürfeln.

Zutaten für 2 Personen:

300 g geräucherter Fisch (z. B. Rotbarsch, Heilbutt),
60 ml Sahne (fettreduziert),
1 Omega-3-Ei,
150 g geschälter Reis,
1 EL Olivenöl, Salz,
1 TL Curry

★ Heilbutt im Gemüsenest ★

Zutaten für 2 Personen:

400 g küchenfertiger Heilbutt,
100 g frische Champignons,
2 Möhren,
1 kleine Stange Lauch,
2 Tomaten, 1 Zwiebel,
2 Knoblauchzehen, 100 ml saure Sahne (fettreduziert),
2 EL Zitronensaft,
2 EL Dill (feingehackt),
etwas Olivenöl,

Beträufeln Sie den Heilbutt mit dem Zitronensaft, und geben Sie etwas Salz und Pfeffer darüber. Lassen Sie den Heilbutt im Kühlschrank eine Weile lang ziehen. Putzen Sie den Lauch, die Möhren und Champignons, und schneiden Sie alles in Scheiben. Die Zwiebel und die Knoblauchzehen schneiden Sie in kleine Würfel.

Überbrühen Sie die Tomaten mit kochendem Wasser, um sie anschließend zu häuten. Vierteln Sie die Tomaten, entfernen Sie die Kerne und schneiden Sie Würfel. Geben Sie die Champignons in einen mit Öl erhitzten Topf, und braten Sie sie kurz an. Dann rühren Sie das vorbereitete Gemüse unter. Füllen Sie den Topf mit Wasser auf, und lassen Sie bei zugedecktem Topf ca. 15 Minuten lang köcheln.

Legen Sie anschließend den Heilbutt auf das Gemüse, und lassen Sie ihn weitere 8 Minuten ziehen. Nehmen Sie den Heilbutt heraus, bevor Sie die Sahne unter die Gemüsemischung rühren und diese mit Salz, Pfeffer und Curcuma abschmecken. Verteilen Sie das Gemüse auf 2 Teller, legen Sie den Heilbutt darüber und dekorieren Sie mit dem Dill.

Heilbuttpäckchen aus dem Backofen

Trocknen Sie den gewaschenen Heilbutt mit einem Küchenkrepp ab. Beträufeln Sie ihn mit dem Zitronensaft und salzen Sie etwas.

Legen Sie den Heilbutt auf je ein großes mit Olivenöl eingefettetes Stück Alufolie. Verteilen Sie die fein geschnittenen Kräuter und die in dicke Scheiben geschnittenen Tomaten auf dem Fisch. Träufeln Sie das restliche Öl darüber.

Verschließen Sie die Alufolie locker zu kleinen Päckchen, und legen Sie sie auf ein Backblech.

Garen Sie den Fisch ca. 20 Minuten im vorgeheizten Backofen bei 190 °C.

Nach dem Ausschalten des Backofens lassen Sie den Fisch noch weitere 5 Minuten ziehen. Servieren Sie den Fisch in der Folie.

Zutaten für 2 Personen:

2 große Heilbuttschnitten,
2 Tomaten,
½ TL Basilikum,
je 1 EL Dill,
Estragon,
Kerbel,
je 2 EL Zitronensaft und Olivenöl,
etwas Salz

Paprika-Risotto

Zutaten:

400 g Paprikaschoten,
250 g Reis,
750 ml Gemüsebrühe,
150 g Gouda am Stück
(fettreduziert),
4 EL Olivenöl,
2 Gemüsezwiebeln,
etwas Salz und Pfeffer

Schneiden Sie die gewaschenen und entkernten Paprikaschoten in feine Streifen. Dünsten Sie diese zusammen mit den in halbe Ringe geschnittenen Zwiebeln in dem Öl an.

Geben Sie den Reis zu, und dünsten Sie diesen ca. 6 Minuten mit. Gießen Sie die aufgekochte Gemüsebrühe zusammen mit etwas Salz und Pfeffer hinzu. Lassen Sie das Risotto ca. 15 Minuten bei schwacher Hitze aufquellen. Bevor Sie servieren, heben Sie den in kleine Würfel geschnittenen Gouda unter.

Rinderfilet mit Gemüsereis

Kochen Sie den Reis in Salzwasser ca. 20 Minuten gar.

Lösen Sie die äußere Schale von dem gewaschenen Fenchel. Den restlichen Fenchel und die geputzten Möhren schneiden Sie in Würfel. Erhitzen Sie diese in der Gemüsebrühe und Curcuma, und lassen Sie ca. 10 Minuten dünsten, bis das Gemüse bissfest ist.

Braten Sie in einer erhitzten beschichteten Pfanne die Rinderfilets beidseitig ca. 4 Minuten, und würzen Sie mit etwas Salz und Pfeffer.

Vermischen Sie das Gemüse mit dem gar gekochten und abgetropften Reis, und geben Sie dies mit den Rinderfilets auf 2 vorgewärmte Teller.

Zutaten für 2 Personen:

2 Rinderfilets (je ca. 130 g),
100 ml Gemüsebrühe,
200 g Fenchel,
5 Möhren,
50 g parboiled Reis, 1 TL Curcuma,
etwas Salz und Pfeffer

Nudeln mit gemischtem Gemüse

Zutaten:

100 g eifreie Nudeln,
50 g Brokkoli,
2 Möhren,
50 g Romanesco,
1 kleine Zwiebel,
etwas Olivenöl,
Salz und Pfeffer

Während Sie die Nudeln nach Packungsanweisung bissfest kochen, schneiden Sie das Gemüse (außer Zwiebel) in mundgerechte Stücke. Waschen Sie das geschnittene Gemüse ab, und kochen Sie es ca. 10 Minuten gar.

Die fein gehackte Zwiebel braten Sie in einer mit Olivenöl erhitzten Pfanne glasig. Geben Sie dann das gar gekochte Gemüse hinzu, und braten Sie alles kurz an.

Schmecken Sie mit etwas Salz und Pfeffer ab, und geben Sie das Gemüse zu den auf einem Teller angerichteten Nudeln.

Forelle mariniert

Trocknen Sie die gewaschenen Forellen mit Küchenpapier ab, und legen Sie sie in eine eingefettete Auflaufform.

Gießen Sie die Gemüsebrühe und das restliche Öl darüber, und geben Sie die in Würfel geschnittene Zwiebel und Knoblauchzehe sowie die weiteren verbliebenen Zutaten hinzu.

Wenden Sie die Forellen in der Marinade, und lassen Sie sie eine halbe Stunde durchziehen.

Decken Sie die Auflaufform mit Alufolie ab, und garen Sie die Forellen ca. 20 Minuten im vorgeheizten Backofen bei 180 °C.

Zutaten:

2 mittelgroße Forellen,
130 ml Gemüsebrühe,
1 Knoblauchzehe,
2 EL Olivenöl,
2 Lorbeerblätter,
1 Zwiebel,
½ TL Balsamicoessig,
je 1 EL Dill,
Kerbel,
Estragon,
1 TL schwarze Pfefferkörner,
etwas Salz

Mit Käse überbackener Rotbarsch

Zutaten für 2 Portionen:

2 Rotbarschfilets,
2 Tomaten,
3 EL Reibkäse,
1 Zwiebel,
10 g Butter,
etwas Zitronensaft,
Senf,
Olivenöl und Salz

Salzen Sie die Fischfilets und beträufeln Sie sie mit dem Zitronensaft. Streichen Sie etwas Senf darüber, und legen Sie den Fisch in eine feuerfeste Form.

Verteilen Sie die in Scheiben geschnittenen Tomaten und anschließend den Käse darüber. Belegen Sie den Käse mit kleinen Butterflöckchen. Garen Sie den Fisch im vorgeheizten Backofen bei 190 °C ca. 30 Minuten.

Vor dem Servieren garnieren Sie den Fisch mit den rohen fein geschnittenen Zwiebelringen.

Spaghetti mit Brokkoli und Knoblauch

Kochen Sie den in mundgerechte Röschen geschnittenen und gewaschenen Brokkoli in einem Topf mit Wasser und etwas Salz bissfest. Währenddessen kochen Sie die Spagetti im erhitzten Wasser etwa 12 Minuten (je nach Sorte).

Geben Sie die fein gehackten Knoblauchzehen in eine mit Olivenöl erhitzte Pfanne. Gießen Sie den Brokkoli gründlich ab, bevor Sie ihn zu den Knoblauchzehen geben. Dann rühren Sie die Gemüsebrühe und das Crème fraîche unter. Kochen Sie alles kurz auf.

Geben Sie die bissfest gekochten Spagetti zu dem Pfannengemüse. Rühren Sie alles kräftig um und servieren Sie.

Zutaten für 4 Portionen:

400 g eifreie Spagetti,
250 g Brokkoli,
250 ml Gemüsebrühe,
4 Knoblauchzehen,
2 EL Crème fraîche
(fettreduziert),
Olivenöl,
etwas Pfeffer

★ Tomaten-Paprika-Reis ★

Zutaten für 2 Portionen:

80 g parboiled Reis,
450 g Tomaten,
1 rote Paprikaschote, 2 EL Tomatenmark,
1 große Zwiebel,
6 frische Basilikum-blätter,
1 EL Olivenöl,
etwas Salz und Pfeffer

Kochen Sie den Reis nach Angabe der Packungsbeschreibung gar. Dünsten Sie die fein geschnittene Zwiebel in einer Pfanne mit erhitztem Öl an. Rühren Sie die in Würfel geschnittenen Tomaten und die entkernte und in Streifen geschnittene Paprikaschote unter, und schmecken Sie mit etwas Salz und Pfeffer ab.

Geben Sie etwas Wasser zu den Tomaten, und rühren Sie das Tomatenmark, den gar gekochten Reis und die in Streifen geschnittenen Basilikumblätter unter. Geben Sie bei Bedarf etwas vom Reis-Kochwasser hinzu, und lassen Sie kurz aufkochen.

Beilagen

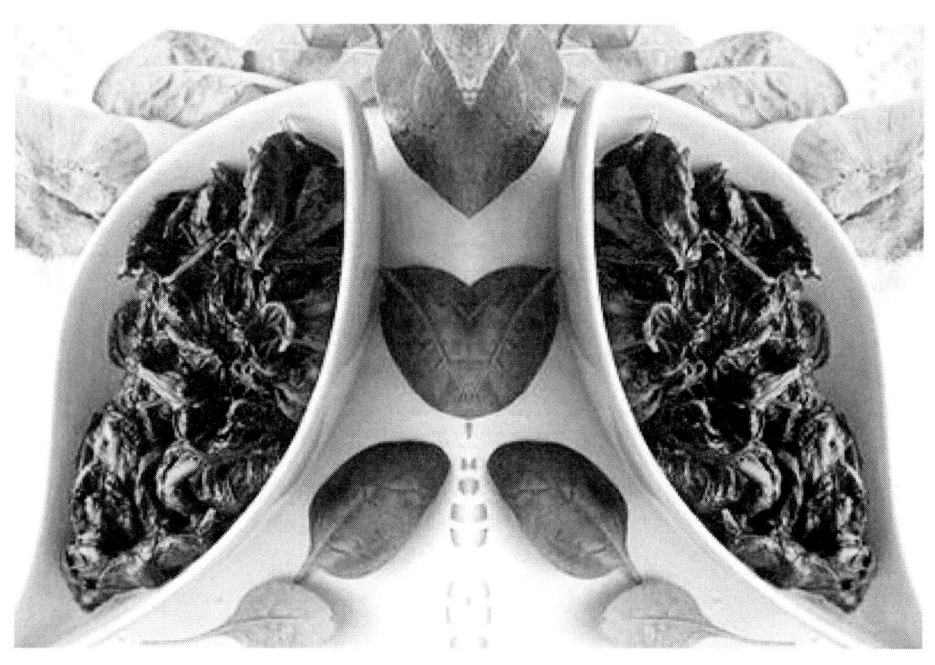

Gemüsemischung mit Champignons

Zutaten für 2 Personen:
100 g frischer Spinat, 150 g frische Champignons, 3 Möhren, 80 g Petersilienwurzel, 1 Frühlingszwiebel, 1 Lauchstange, 1 Knoblauchzehe, 250 ml Gemüsebrühe, 2 EL Olivenöl, ¼ TL Curcumapulver, etwas fein gehackter Kerbel, Salz und Pfeffer

Zubereitung:
Schneiden Sie die gewaschenen Möhren und Petersilienwurzeln in ca. 3 cm lange Stifte.
Halbieren Sie die gewaschene Lauchstange und die Frühlingszwiebel, und schneiden Sie dünne Halbringe. Die Knoblauchzehe hacken Sie fein.
Das vorbereitete Gemüse geben Sie in einen mit Öl erhitzten Topf und lassen dies ca. 4 Minuten köcheln.
Rühren Sie dann den in Streifen geschnittenen Spinat und die geputzten und in Scheiben geschnittenen Champignons unter.
Gießen Sie die Gemüsebrühe hinzu, und lassen Sie es weitere ca. 10 Minuten lang köcheln.
Schmecken Sie mit dem Kerbel, Curcuma und etwas Salz und Pfeffer ab.

Porree mit Knoblauch

Zutaten für 2 Personen:
300 g Porreestangen, 1 Handvoll frisches Basilikum, 4 Knoblauchzehen, etwas Salz und Pfeffer

Zubereitung:
Schneiden Sie den gesäuberten Porree in breite Stücke. Garen Sie den Porree zusammen mit dem in Würfel geschnittenen Knoblauch in einem mit Öl erhitzten Topf ca. 8 Minuten.
Rühren Sie das Basilikum unter, und schmecken Sie mit etwas Salz und Pfeffer ab.

Kartoffelpüree mit Curcuma

Zutaten:

500 g Kartoffeln mehlig kochend, 80 ml Olivenöl, ½ TL Curcuma, etwas fettarme Milch, Salz und Muskat

Zubereitung:

Kochen Sie die Kartoffeln als Pellkartoffeln gar. Entfernen Sie anschließend die Schale, und geben Sie die Kartoffeln in ein Sieb. Drücken Sie die Kartoffeln durch eine Kartoffelpresse (oder mit einem Kartoffelstampfer sehr gut zerdrücken). Rühren Sie das Olivenöl, das Salz, Curcuma und Muskat unter. Geben Sie etwas Milch hinzu, falls das Püree noch zu trocken sein sollte.

Möhrencreme

Zutaten:

350 g Möhren, 1 kleine Zwiebel, ¼ Liter Milch (fettarm), ¼ Liter Gemüsebrühe, ¼ Liter Orangensaft, 3 EL Crème fraîche, etwas Olivenöl, Salz und Pfeffer

Zubereitung:

Dünsten Sie die in Würfel zerkleinerte Zwiebel in dem Olivenöl. Geben Sie die Milch und die abgeschabten und in Stücke geschnittenen Möhren hinzu. Köcheln Sie dies ca. 20 Minuten bei mittlerer Hitze im zugedeckten Topf. Pürieren Sie das gare Gemüse mit einem Stabmixer, und geben Sie dann die Gemüsebrühe, Crème fraîche und den Orangensaft hinzu. Schmecken Sie mit etwas Salz und Pfeffer ab.

Wirsing als Beilage

Zutaten:
½ kleiner Wirsing, 1 Zwiebel, 1 Würfel Gemüsebrühe

Zubereitung:
Entfernen Sie den Strunk des Wirsings, und waschen Sie die Blätter gründlich. Schneiden Sie diese in schmale Streifen, und geben Sie sie in einen mit Wasser gefüllten Kochtopf.
Schneiden Sie die Zwiebel in kleine Würfel, und geben Sie diese zum Wirsing. Zerkleinern Sie den Brühwürfel, verteilen Sie diesen über dem Wirsing. Gießen Sie etwas Wasser dazu, decken Sie den Topf zu.
Garen Sie den Wirsing ca. 12 Minuten, bis er bissfest ist.

Pfifferlinge nach Hausfrauenart

Zutaten für 2 Personen:
400 g Pfifferlinge, 1 fein gehackte Zwiebel, 2 EL Olivenöl, 200 ml Gemüsebrühe, 2 fein gehackte Knoblauchzehen, ¼ TL Curcumapulver, etwas Salz und Pfeffer

Zubereitung:
Schneiden Sie die geputzten Pfifferlinge klein.
Geben Sie die Pfifferlinge, die Zwiebel und den Knoblauch in einen mit Öl erhitzten Topf. Lassen Sie alles für ca. 10 Minuten auf niedriger Stufe dünsten.
Gießen Sie die Gemüsebrühe hinzu, und schmecken Sie mit den Gewürzen ab.

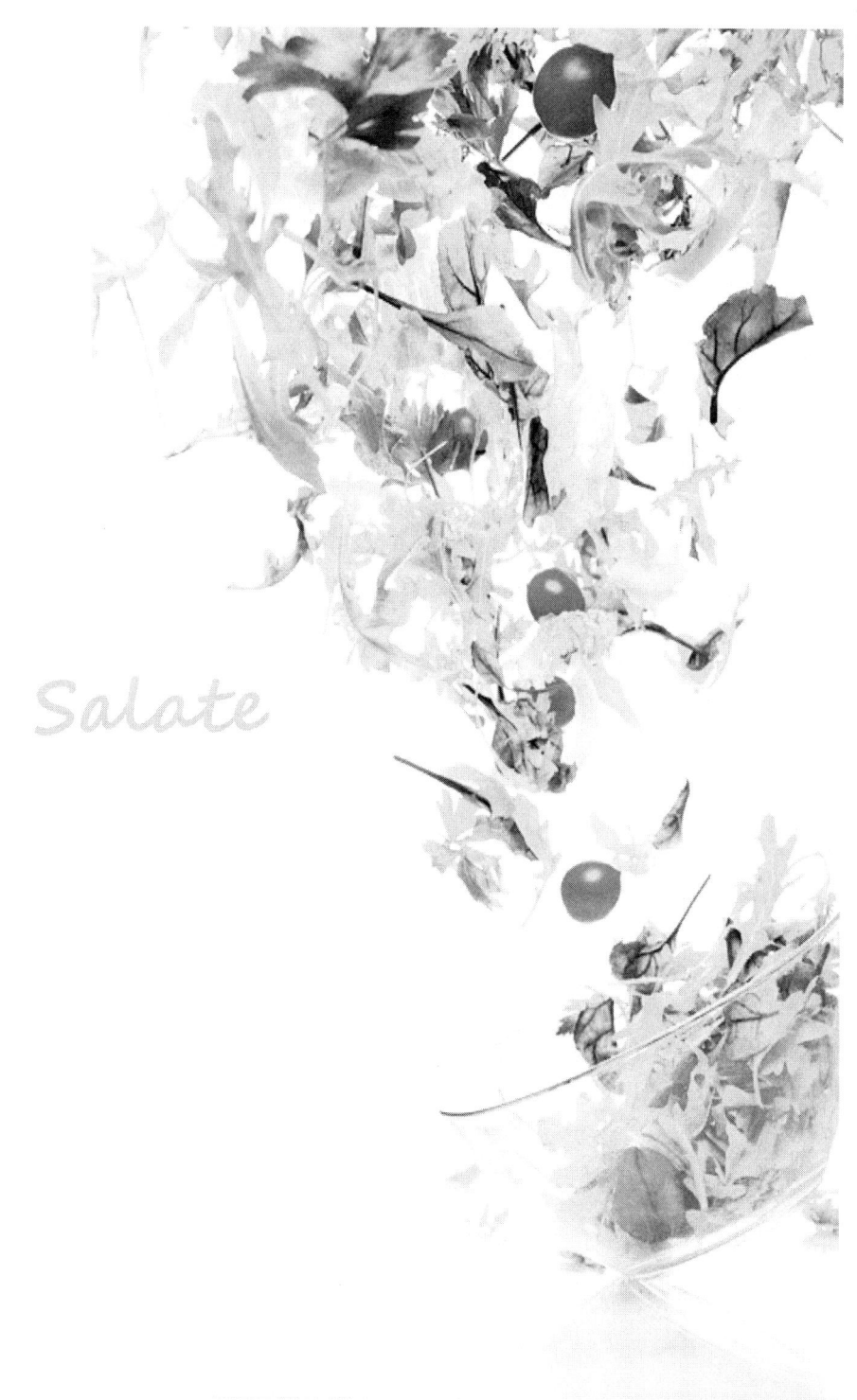

Salate

Kressesalat mit Radieschen

Zutaten:
4 Kästchen Kresse, 1 Zwiebel, Saft von 1 Zitrone, 1 Omega-3-Ei, ½ Bund Radieschen, 8 EL Sahne (fettreduziert), 4 EL MCT-Speiseöl, ¼ Bund Petersilie, ½ Bund Schnittlauch, etwas Salz und Pfeffer

Zubereitung:
Die Kresse wird abgeschnitten und verlesen. Waschen Sie sie in kaltem Wasser ab, und lassen Sie sie abtropfen.
Geben Sie die fein gehackte Zwiebel zusammen mit der Sahne, dem Öl und dem Zitronensaft in eine Schüssel. Verrühren Sie alle Zutaten zu einer Soße. Schmecken Sie mit etwas Salz und Pfeffer ab.
Nachdem Sie die Petersilie und den Schnittlauch unter kaltem Wasser abgespült und klein gehackt haben, geben Sie diese Kräuter zu der Soße und verrühren alle Zutaten.
Die Kresse füllen Sie in eine Salatschüssel und gießen die fertige Soße darüber.
Reinigen Sie die Radieschen, und schneiden Sie sie in Scheiben. Das hartgekochte Ei wird geschält und grob gehackt. Zusammen mit den Radieschenscheiben verteilen Sie die Eierstückchen auf dem Salat.

Feldsalat mit Dressing

Zutaten:
400 g Feldsalat, 1 Zwiebel, 1 TL Balsamico-Essig, 8 EL Wasser, 4 EL MCT-Speiseöl, 3 EL Milch (fettreduziert), etwas Pfeffer und Salz

Zubereitung:
Putzen Sie den Feldsalat, und waschen Sie ihn mit kaltem Wasser. Lassen Sie ihn abtropfen, und schwenken Sie ihn trocken.
Schneiden Sie die geschälte Zwiebel in feine Würfel. Zusammen mit der Milch, dem Öl, Pfeffer, Salz, Wasser und dem Balsamico-Essig verrühren Sie die Zwiebelwürfel zu einer Soße.
Geben Sie den Feldsalat zu der fertigen Soße, und heben Sie den Feldsalat vorsichtig unter. Lassen Sie den Salat ca. 5 Minuten ziehen, bevor Sie ihn servieren.

Feldsalat mit Radicchio

Zutaten:

100 g Feldsalat, 150 g Radicchio, 1 Zwiebel, je 1 EL gehackte Petersilie und Schnittlauch, ½ EL Balsamico-Essig, 4 EL MCT-Speiseöl, ½ TL Senf, 4 EL Wasser, etwas Salz und Pfeffer

Zubereitung:

Putzen Sie den Salat, und waschen Sie ihn mit kaltem Wasser. Lassen Sie ihn abtropfen, und schwenken Sie ihn trocken. Große Blätter zupfen Sie in kleinere. Geben Sie die Salatblätter in eine große Schüssel.

Für die Soße geben Sie die fein gewürfelte Zwiebel, das Öl, den Balsamico-Essig, Senf und etwas Salz und Pfeffer in eine Schüssel und vermengen diese Zutaten. Dann rühren Sie die fein gehackte Petersilie und den Schnittlauch unter.

Gießen Sie die fertige Soße über den Salat.

Bunter Auberginensalat

Zutaten für 2 Personen:

1 Aubergine, ¼ Salatgurke, 2 Tomaten, je 1 gelbe und grüne Paprikaschote, 200 ml Sahne (fettreduziert), Saft von 1 Zitrone, ½ Bund Kerbel, ½ Bund Basilikum, 2 EL Olivenöl, 1 EL MCT-Speiseöl, ¼ TL Curcumapulver, etwas Salz und Pfeffer

Zubereitung:

Schneiden Sie die längs halbierte Aubergine in Scheiben und bestreuen Sie diese mit Salz. Dünsten Sie diese in einem mit Öl erhitzten Topf an.

Überbrühen Sie die Tomaten mit heißem Wasser, um sie zu häuten.

Schneiden Sie die entkernten Paprikaschoten in Streifen und die Gurke in Scheiben.

Vermengen Sie die abgetropften und abgekühlten Auberginenscheiben mit dem restlichen Gemüse.

Geben Sie die Sahne, den Zitronensaft, das MCT-Speiseöl, die Gewürze und die fein gehackten Kräuter in eine Schüssel und verrühren Sie alles gründlich.

Heben Sie das fertige Gemüse unter die Soße, und lassen Sie den Salat 40 Minuten lang ziehen.

Bauernsalat mit Fetakäse

Zutaten für 2 Personen:

1 grüner Salat, 1 Salatgurke, 1 gelbe Paprikaschote, 2 Tomaten, 200 g Feta-käse, ½ Bund Kerbel, ½ TL Moringapulver, 3 EL Balsamico-Essig, 5 EL MCT-Speiseöl, 1 EL Senf, etwas Salz und Pfeffer

Zubereitung:

Zerpflücken Sie die gewaschenen Salatblätter und mundgerechte Stücke, schneiden Sie die Tomaten in Scheiben, die halbierte Salatgurke in Streifen, und die entkernte Paprikaschote in Streifen.
Vermengen Sie das Öl mit dem Essig, Senf, Moringapulver und etwas Salz und Pfeffer.
Geben Sie das vorbereitete Gemüse zusammen mit dem fein geschnittenen Kerbel in eine Schüssel und gießen Sie das Dressing darüber. Direkt vor dem Servieren heben Sie den in Würfel geschnittenen Fetakäse unter.

Spinatsalat mit Weintrauben

Zutaten für 2 Personen:

250 g blaue Weintrauben, 150 g frischer Spinat, 1 EL MCT-Speiseöl, 1 kleine Zwiebel, Saft von 1 Apfelsine, 1 EL Zitronensaft, 1 EL Kerbel, ½ TL Mo-ringapulver, etwas Salz und Pfeffer

Zubereitung:

Schneiden Sie den gewaschenen Spinat in Streifen. Halbieren Sie die gewa-schenen Weintrauben, und entfernen Sie die Kerne.
Geben Sie die in Würfel geschnittene Zwiebel mit dem Zitronen- und Apfel-sinensaft, dem Öl, Moringapulver, Salz und Pfeffer in eine Schüssel.
Rühren Sie die Soße gut um, und geben Sie den Spinat und die Weintrau-ben hinzu. Bestreuen Sie den auf 2 Tellern angerichteten Salat mit dem fein gehackten Kerbel.

Moringa-Salat mit Lachs und Champignons

Zutaten für 2 Personen:
100 g Moringablätter, 100 g frische Champignons, 2 Scheiben Omega-3-Toast, 150 g geräucherter Lachs, 3 EL Zitronensaft, 1 EL Leinöl, 150 ml Naturjoghurt (fettreduziert), 20 - 50 ml Milch (fettreduziert), etwas Kresse, Salz und Pfeffer

Zubereitung:
Entfernen Sie die Stiele von den Moringablättern. Nachdem Sie sie gewaschen haben, lassen Sie sie abtropfen. Schneiden Sie die geputzten Champignons in Scheiben.
Für die Soße vermengen Sie den Joghurt mit dem Leinöl und Zitronensaft. Geben Sie entsprechend Ihrer gewünschten Konsistenz Milch sowie Salz und Pfeffer hinzu. Verteilen Sie die Moringablätter und Champignons auf 2 Salattellern, und legen Sie den in Streifen geschnittenen Lachs darüber.
Gießen Sie die Soße über den Salat, und dekorieren Sie mit dem in Würfel geschnittenen getoasteten Brot und der fein gehackten Kresse.

Spinatsalat mit Champignons

Zutaten für 2 Personen:
120 g frischer Spinat, 100 frische Champignons, 1 Salatherz, ½ Chicorée, Saft von ½ Zitrone, 1 TL fein gehackter Dill, 1 TL Moringapulver, etwas MCT-Speiseöl, Pfeffer und Salz

Zubereitung:
Waschen und trocknen Sie den Spinat, die Blätter vom Salatherz und den Chicorée. Schneiden Sie alles in Streifen, und geben Sie dies in eine Salatschüssel.
Nachdem Sie die Champignons geputzt haben, schneiden Sie sie in Streifen und heben sie unter den Salat. Für die Soße verrühren Sie die restlichen Zutaten in einer separaten Schüssel. Geben Sie die Soße über den Salat, und rühren Sie diesen gut um.

Rezeptregister

Fruchtige Smoothies

Säfte

Zwischenmahlzeiten von süß bis herzhaft

Rezeptregister

Zwischenmahlzeiten von süß bis herzhaft

Suppen

Rezeptregister

Gemüsevariationen

Kartoffelvariationen

Rezeptregister

Hauptgerichte

Rezeptregister

Beilagen

Salate

Bildnachweise

S.6-9 © Doris Heinrichs - Fotolia.com
S.12 © Tim Reckmann / pixelio.de
S.20 © twinlili / pixelio.de
S.28 © Daniel Rennen / pixelio.de
S.40-47 © Doris Heinrichs - Fotolia.com,© dvarg - Fotolia.com,© pico - Fotolia.com
S.51-60 © Doris Heinrichs - Fotolia.com, © picsfive - Fotolia.com
S.52 © birgitH / pixelio.de
S.53 © Dieter Hopf / pixelio.de
s.54 © M. Großmann / pixelio.de
S.55 © Wilhelmine Wulff / pixelio.de
S.56 © w.r.wagner / pixelio.de
S.57 © Michael Ottersbach / pixelio.de
S.58 © Susanne Beeck / pixelio.de
S.60 © luise / pixelio.de
S.61 © Africa Studio - Fotolia.com
S.62-71 © pico - Fotolia.com
S.63 © Anna Kucherova / fotolia.com
S.75 © Zerbor - Fotolia.com
S.86 © Barbara Pheby / fotolia.com
S.87 © Heidrun Schneider / pixelio.de
S.94 © Barbara Pheby / fotolia.com
S.98 © Daniel Rennen / pixelio.de
S.99 © sil007 / fotolia.com
S.101 © absolutimages /fotolia.com
S.110 © w.r.wagner / pixelio.de
S.115 © babsi_w / fotolia.com
S.120 © Zerbor - Fotolia.com
S.121-148 © kebox - Fotolia.com, © Jan Engel - Fotolia.com, © picsfive - Fotolia.com
S.122 © Alexander Raths - Fotolia.com
S.126 © Halina Zaremba / pixelio.de
S.149 © sil007 / fotolia.com
S.153 © Sergey - Fotolia.com